alivia el
estrés

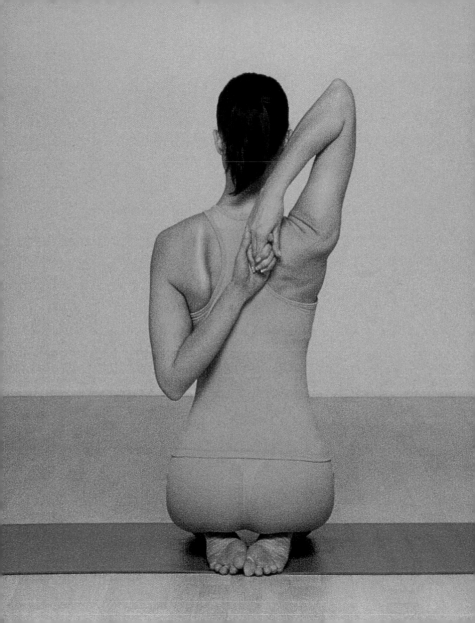

alivia el estrés

Ruth Gilmore

FUNDACIÓN BIOMÉDICA DE YOGA

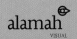

alamah
VISUAL

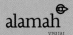

alamah

VISUAL

Londres, Nueva York, Munich, Melbourne y Delhi

Editora artística de la colección: Anne-Marie Bulat
Editora de la colección: Jane Laing
Asesor de la colección: Peter Falloon-Goodhew
Editora en jefe: Gillian Roberts
Editora senior de arte: Karen Sawyer
Directora editorial: Mary-Clare Jerram
Diseño DTP: Sonia Charbonnier
Jefa de producción: Joanna Bull
Fotógrafo: Graham Atkins-Hughes (representado por A & R Associates)

De esta edición en español:
D. R. © Aguilar, Altea, Taurus, Alfaguara, S.A. de C.V., 2003.
Av. Universidad 767, Col. del Valle
México, 03100, D.F.,
Teléfono (52) 54207530
www.alamah.com.mx

Distribuidora y Editora Aguilar, Altea, Taurus, Alfaguara, S. A.
Calle 80 Núm. 10-23, Santafé de Bogotá, Colombia.
Santillana Ediciones Generales, S. L.
Torrelaguna 60-28043, Madrid, España.
Santillana, S. A.
Av. San Felipe 731, Lima, Perú.
Editorial Santillana S. A.
Av. Rómulo Gallegos, Edif. Zulia 1er. piso
Boleita Nte., 1071, Caracas, Venezuela.
Editorial Santillana Inc.
P.O. Box 19-5462 Hato Rey, 00919, San Juan, Puerto Rico.
Santillana Publishing Company Inc.
2043 N. W. 87th Avenue, 33172. Miami, Fl., E. U. A.
Ediciones Santillana S. A. (ROU)
Constitución 1889, 11800, Montevideo, Uruguay.
Aguilar, Altea, Taurus, Alfaguara, S. A.
Beazley 3860, 1437, Buenos Aires, Argentina.
Aguilar Chilena de Ediciones Ltda.
Dr. Aníbal Ariztía 1444, Providencia, Santiago de Chile.
Santillana de Costa Rica, S. A.
La Uruca, 100 mts. Oeste de Migración y Extranjería, San José, Costa Rica.

ISBN: 968-19-1226-8
Primera edición: Julio de 2003.
Traductor: Gerardo Hernández Clark
Diseño de interiores: Ma. Alejandra Romero I.
Adaptación de Portada: Antonio Ruano Gómez
Reproducción de color: Colourscan, Singapore
Impresor: South China Printing Co., Hong Kong

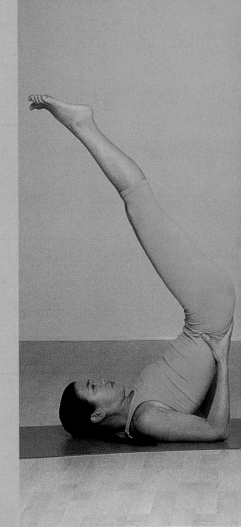

contenido

introducción

La eficacia del yoga es universal y eterna. Sus ejercicios holísticos permiten reconectarnos con el yo y poseer la calma y el equilibrio para manejar el estrés.

El cuerpo puede tolerar diversas condiciones de vida como: temperaturas, humedad y altitudes extremas. Está conformado por millones de células, órganos y sistemas complejos, que cooperan para propiciar un ambiente interno estable, independientemente de lo que ocurra en el exterior.

Durante toda la vida el cuerpo responde de la manera más adecuada a los diferentes acontecimientos y actividades. Estemos despiertos, ejercitándonos o parados de cabeza, el cuerpo ajusta la frecuencia cardiaca, la presión sanguínea y la respiración para conservar la estabilidad interna.

A todo factor que amenace con destruir o perturbar el equilibrio se le llama estresante, y a su efecto sobre el cuerpo, estrés. Los estresantes pueden afectar de diversas maneras. Entre los estresantes físicos están las altitudes y los climas extremos, las heridas en el

PROBLEMAS DE SALUD

Si el médico te ha aconsejado no excederte en el ejercicio o si sufres algún problema de salud, asesórate de un especialista de yoga antes de usar este libro (ver p. 128). En la página 17 encontrarás indicaciones relacionadas con afecciones comunes; en los apartados de los ejercicios individuales están las secciones "Precauciones" y "Alternativas". Si estás embarazada o diste a luz recientemente, pregunta a un maestro de yoga qué ejercicios son los adecuados.

cuerpo, el ejercicio y la falta de sueño. Los factores psicológicos como el miedo, la aflicción y la ansiedad activan la respuesta del estrés.

Estrés positivo

No todos los estresantes son nocivos para el cuerpo; para estar saludables y activos es necesaria cierta cantidad de estímulo. Sin el estímulo de los estresantes, mente y cuerpo se hundirían en la inercia y la depresión.

De hecho, cierta cantidad de estrés mejora el desempeño. Muchas personas que realizan presentaciones públicas reconocen los beneficios del "pánico escénico", los deportistas admiten la importancia del "chorro de adrenalina" que les permite competir al máximo de su capacidad.

Las actividades y acontecimientos que disfrutamos también provocan estrés. Las investigaciones revelan que contraer matrimonio o salir de vacaciones puede ser tan estresante como perder el trabajo o cambiarse de casa. Para mantener la salud necesitamos experimentar cierta cantidad de estresantes. Sin embargo, es fundamental aprender a manejar la sobrecarga de estrés.

Estrés agudo y crónico

El estrés puede ser agudo o crónico. El cuerpo está diseñado para manejar situaciones de estrés agudo a través de la respuesta "sobresalto, ataque, fuga" ("SAF"). SAF es una reacción refleja multisistémica producida por la sección simpática del sistema nervioso; su trabajo es preparar al cuerpo para luchar o huir del peligro.

La frecuencia y profundidad de la respiración aumentan; el ritmo cardiaco se eleva y el corazón late con más fuerza; la sangre se desvía rápidamente de la piel y el tracto digestivo —donde las funciones pueden suspenderse sin peligro durante la emergencia— hacia el cerebro y los músculos. Las pupilas se dilatan para mejorar la visión, y las glándulas suprarrenales ponen al cuerpo en alerta al verter adrenalina en la circulación. La producción de adrenalina provoca la secreción de otras hormonas, con lo que coordina el efecto multisistémico.

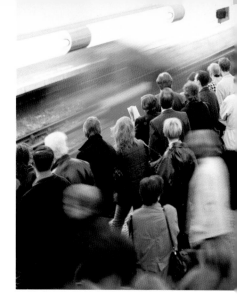

Cuando el peligro termina, la reacción SAF se extingue. El equilibrio se recupera y cualquier vestigio de reacción o cansancio desaparece.

La exposición regular a una cantidad excesiva de estrés provoca un estado crónico en el que la respuesta SAF permanece activada continuamente. En este estado los niveles de adrenalina en la sangre son más elevados de lo normal, y el individuo se siente cada vez menos tolerante y más cansado.

Estrés negativo

El estrés puede afectar al cuerpo, la mente y el espíritu. El cuerpo sufre estrés si vivimos en un ambiente inclemente, de cambios drásticos de temperatura y humedad, o a una altura muy elevada. Afortunadamente, la mayoría no tenemos este problema.

Muchos experimentamos estrés físico menos agudo, como la exposición al aire contaminado o a las toxinas del ambiente. Las condiciones incómodas de trabajo —como sillas mal diseñadas u horarios nocturnos— afectan a un número significativo de

Enfrentar a las multitudes de la hora pico en las mañanas y en las tardes incrementa el estrés.

personas, así como el atestado transporte público.

El estrés mental es más común que el físico. Los sistemas de comunicación han contribuido a acelerar el ritmo de vida. Es casi imposible hallar tiempo para descansar —"tiempo para nosotros"—, y cuando lo tenemos, es difícil desconectarnos y relajarnos.

El estrés crónico puede provocar, con el tiempo, desánimo. Es común sentirnos atrapados por una rutina sin tregua, lo que puede dar lugar a enfermedades psicológicas como la ansiedad y la depresión. Los niveles elevados de hormonas como la adrenalina y el cortisol alteran las funciones fisiológicas, lo que hace al cuerpo susceptible de diversas dolencias. Presión alta, infecciones, alergias, erupciones en la piel y problemas digestivos son algunas de las afecciones agravadas por el estrés crónico.

Factores que influyen en los niveles de estrés

Los estilos de vida actuales contribuyen al aumento del estrés. La mayoría de las personas trabajan como empleados o por cuenta propia. Muchos están sujetos a escrutinio regular de su desempeño, y a plazos y objetivos que deben alcanzar. Los salarios pueden contener un plus que sólo es posible ganar con horas extra de trabajo. Para los directivos las responsabilidades incrementan la presión.

Muchas personas, especialmente mujeres, son "mil usos", pues combinan sus carreras con las

SÍNTOMAS DEL ESTRÉS EXCESIVO

El estrés crónico produce numerosos síntomas físicos, mentales y emocionales.

- La tensión muscular en cuello y hombros provoca dolor y rigidez.
- La tensión muscular en frente y mandíbula produce dolor de cabeza y cara. Es común padecer migraña, rechinar los dientes por la noche, morderse las uñas, moverse incesantemente y golpetear con los pies.
- El corazón late rápidamente, la respiración se hace más superficial y sudamos.
- Acidez, síndrome de intestino sensible (SIS), y alteraciones en el intestino.
- Cansancio, ansiedad, depresión y preocupaciones constantes; mente hiperactiva.
- Ataques de insomnio más cansancio físico; la incapacidad para desconectarnos perturba los hábitos de sueño.
- Ataques de pánico que estimulan la liberación de más adrenalina. Variaciones en el apetito y dependencia en el consumo de alcohol.
- Puede verse exacerbado el hábito de fumar.

responsabilidades domésticas y familiares. Planear y llevar a cabo numerosas tareas al mismo tiempo, requiere de una habilidad casi sobrehumana. Por ello, no sorprende que muchas mujeres sientan que durante los años que dedican a sus hijos siempre están cansadas, ¡y enojadas!

Los acontecimientos de la vida pueden producir estrés intolerable. Hechos como la pérdida de un ser querido, un divorcio, una mudanza, el nacimiento de un bebé o un cambio de trabajo provocan gran estrés. Si más de uno de estos eventos ocurre en un periodo corto, es fácil sufrir estrés excesivo.

Muchos llevamos vidas sedentarias, algunas veces porque así lo elegimos, otras porque no podemos encontrar el tiempo para ejercitarnos. El cuerpo está diseñado para ser usado; sin ejercicio, se entume y debilita.

Asimismo, el exceso de ejercicio puede ser tan estresante como la falta de él. La adicción al ejercicio, que fuerza al cuerpo, se ha convertido en una manera de sobrellevar el estrés. El resultado es que los niveles de estrés se incrementan en vez de reducirse.

Es posible aumentar inconscientemente los niveles de estrés con malas posturas corporales, permanecer sentado por periodos prolongados no ayuda; tampoco estar de pie o caminar cargando bolsas de compras, mochilas o niños pequeños. Las malas posturas pueden provocar dolor y tensión en cuello, hombros y parte baja de la espalda.

El estado mental o emocional puede afectar los niveles de estrés. La presión que ejercemos sobre nosotros y las enfermedades, especialmente las que provocan dolor o incomodidad, incrementan los niveles de estrés: la artritis, la encefalomielitis miálgica, la fibromialgia, el síndrome de intestino sensible y afecciones similares, pueden complicar las tareas cotidianas e incrementar la presión.

Las comunicaciones globales permiten que la mayoría esté al tanto de los desastres —naturales o provocados por el hombre— casi tan pronto como ocurren aunque sucedan a miles de kilómetros de distancia. Las imágenes y entrevistas desgarradoras provocan estrés, especialmente cuando no podemos cambiar las cosas.

Restablecimiento del equilibrio

Cuando el estrés nos bombardea debemos hacer una revisión de nuestras vidas y cambiarlas si es necesario. Sin embargo, antes de hacerlo debemos ser conscientes de cómo nos sentimos. El estrés puede encubrir la información que las miles de terminales nerviosas del cuerpo envían al cerebro. Así, perdemos contacto con nosotros mismos: no notamos el cansancio hasta que se convierte en agotamiento, o la tensión muscular hasta que se vuelve insoportable.

En este punto es imperativo aprender a tranquilizarnos, a recuperar el contacto con los ritmos naturales del cuerpo, la mente y el espíritu. Aprender a observar el cuerpo permite reconocer cómo nos sentimos y comprender lo que ocurre en

Incorporar ejercicio a nuestra rutina ayuda a estar en forma y mejor preparado para enfrentar el estrés.

momentos de estrés; este contacto permite que los síntomas disminuyan y los ataques de pánico y otras manifestaciones de estrés desaparezcan.

¿Cómo puede ayudarnos el yoga?

El yoga es el antiquísimo sistema de estilo de vida que permite recuperar el contacto con el yo real; propicia la conciencia sensible de cómo

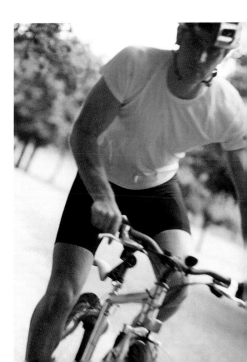

son las cosas actualmente y de lo que queremos de la vida; trabaja en todos los niveles del individuo por medio del cuerpo, la mente y el espíritu.

Los suaves y agradables estiramientos y *asanas* (posturas tradicionales de yoga) alivian la tensión muscular y flexibilizan las articulaciones, al tiempo que mantienen la salud del cuerpo. Las técnicas de relajación ayudan al cuerpo a librarse de la tensión y a revigorizarse.

En el yoga, el trabajo con la respiración es parte integral de la práctica; es el vínculo entre el cuerpo y el espíritu. Los ejercicios de respiración favorecen la tranquilidad mental y enseñan a las partes "pensantes" de la mente a relajarse y descansar; fomentan el desarrollo de un sencillo tipo de meditación que profundiza la experiencia de calma interior. La sensación de tranquilidad y equilibrio se traslada a la vida diaria,

lo que nos permite manejar las situaciones estresantes y responder adecuadamente en ellas.

En el yoga no existe la competitividad; es un trabajo personal. Su práctica regular desarrolla la aceptación, que fomenta el crecimiento personal. Otras prácticas para reducir el estrés como la reflexología y los

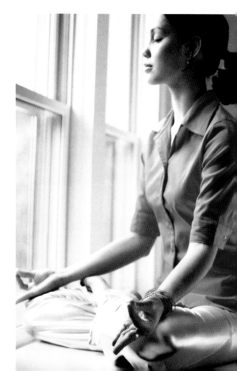

Las prácticas de respiración sencillas utilizando una mudra *ayudan a centrarse y reestablecen la paz mental y la calma interior.*

masajes, son valiosas, pero requieren de alguien que provea el servicio. En el yoga cada uno es responsable de sí mismo y de su práctica.

Conforme nos acostumbramos a su práctica regular y lo vivimos cotidianamente, la actitud hacia la vida cambia; los hábitos o actos de colegas y familiares dejan de exasperarnos, conservamos la calma cuando las cosas no son como esperábamos, sobrellevamos los problemas y encontramos soluciones satisfactorias.

CÓMO USAR ESTE LIBRO

El resto de este libro se divide en tres secciones. El apartado "Fundamentos" orienta sobre la práctica del yoga, brinda ejercicios básicos de respiración y estiramientos preliminares. Hay que familiarizarse con ellos antes de pasar a la sección "Posiciones básicas". Ésta contiene una selección de posiciones y ejercicios de respiración, así como una sencilla técnica de meditación y relajación. Practica estas posiciones gradualmente. Primero observa las fotografías para darte una idea general de la postura; luego sigue cuidadosamente las instrucciones que la acompañan. Si alguna posición te resulta difícil, practica antes los pasos preliminares o prueba la alternativa si se propone alguna.

La sección "Programas" combina algunas de las posiciones y otros ejercicios en una serie de breves programas de yoga diseñados para situaciones y necesidades específicas.

El yoga tradicionalmente se aprende con un maestro, y si aún no asistes a alguna clase sería bueno que lo hicieras. En la página 128 se enumeran algunas instituciones que te pueden ayudar a encontrar un maestro calificado.

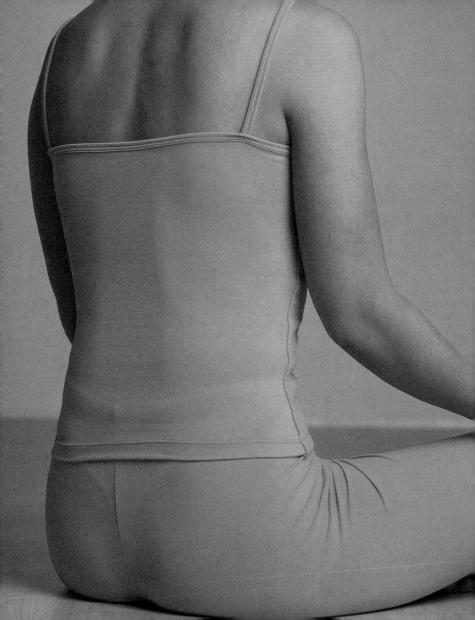

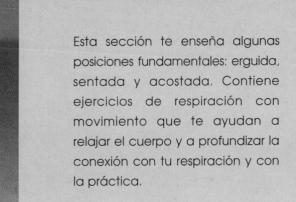

fundamentos

Esta sección te enseña algunas posiciones fundamentales: erguida, sentada y acostada. Contiene ejercicios de respiración con movimiento que te ayudan a relajar el cuerpo y a profundizar la conexión con tu respiración y con la práctica.

antes de
comenzar

El yoga te ayuda a manejar el estrés eficazmente al enseñarte a tomar las cosas con calma y a "soltarlas". Practica las posiciones con movimientos pausados.

Busca todos los días un "tiempo para ti" en el que puedas practicar yoga. Unos cuantos minutos diarios son mejores que una hora completa una o dos veces a la semana.

Practica siempre con el estómago vacío. Deja que pasen tres horas después de una comida abundante, dos horas después de una ligera, y una hora después de un bocadillo antes de comenzar. Usa ropa cómoda que no limite tu movimiento ni tu respiración. Practica sobre una alfombra u otra superficie no

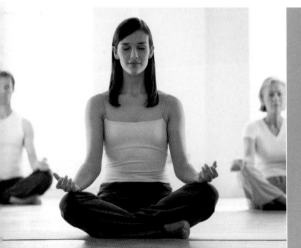

LA ASISTENCIA A CLASES

La práctica regular del yoga en una clase guiada por un maestro experimentado puede resultar invaluable para aprender a manejar el estrés, ayudarte a desarrollar tus habilidades y capacidades, y mejorar las cualidades de relajación y tranquilidad para reducir el estrés.

deslizante, y asegúrate de contar con suficiente espacio a tu alrededor.

Sé amable contigo mismo cuando practiques. Nunca sometas tu cuerpo a incomodidad o tensión, pues resultan contraproducentes. Si sientes rigidez durante uno o dos días, pronto pasará.

Asesoría de un maestro

Es más sencillo aprender a manejar el estrés si asistes a una clase apropiada de yoga. Las instituciones que pueden ayudarte aparecen en la lista de la página 128. Algunos ponen énfasis en el movimiento y las posiciones, otros se orientan más a la meditación.

No se puede subestimar el valor de la asesoría experta de un maestro de yoga calificado. Tal vez prefieras comenzar con algunas clases individuales con un terapeuta de yoga antes de ingresar a una clase grupal. Si quieres empezar a practicar en casa entre clase y clase, tu maestro podrá aconsejarte qué hacer.

INDICACIONES PARA AFECCIONES COMUNES

• Presión alta, afecciones cardiacas, glaucoma o desprendimiento de retina. Mantener la cabeza sobre el nivel del corazón.

• Presión alta o afecciones cardiacas. Mantener posiciones difíciles, de pie o boca abajo, sólo unos momentos.

• Presión alta. Los brazos debajo de la cabeza.

• Presión baja. Levantarse lentamente de las posiciones invertidas.

• Problemas de espalda o ciática. Evitar inclinaciones y giros que provoquen dolor, o cosquilleo o adormecimiento de piernas; mantener rodillas dobladas en inclinaciones hacia adelante.

• Hernia o cirugía abdominal reciente. No ejercer mucha presión en el abdomen.

• Artritis. Mover articulaciones sin provocar dolor, dejarlas descansar si se inflaman.

• Artritis o algún otro problema en cuello. No dejar caer la cabeza en inclinaciones hacia atrás, cuidar movimientos laterales y giros del cuello.

• Practicar con más suavidad durante la menstruación, y evitar las inversiones (excepto en "Piernas contra la pared", p. 70) y posturas que ejerzan mucha presión en el área pélvica.

posiciones fundamentales

Las posiciones fundamentales del yoga para permanecer de pie, sentado o acostado son importantes en sí mismas; ayudan a desarrollar estabilidad y conciencia de las ventajas de alineación de la postura, la respiración y el flujo de energía; son la base a partir de la cual se abordan otras posiciones.

La capacidad de sentarnos con estabilidad y comodidad es fundamental para los ejercicios de respiración y la meditación pues ayuda a mantenernos concentrados. La posición acostada se utiliza para desarrollar la conciencia del cuerpo y la respiración, y permitir que el cuerpo absorba los efectos benéficos de otros ejercicios de yoga.

Si te resulta imposible adoptar completamente la posición, un bloque o un cojín puede ser de gran ayuda para evitar que te lastimes.

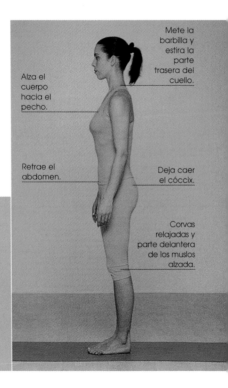

Mete la barbilla y estira la parte trasera del cuello.

Alza el cuerpo hacia el pecho.

Retrae el abdomen.

Deja caer el cóccix.

Corvas relajadas y parte delantera de los muslos alzada.

POSICIÓN DE PIE

Ponte de pie, derecho, los pies paralelos separados al ancho de la cadera, la parte superior de los hombros y tobillos alineados. Presiona el piso con los pies y alza tu cuerpo. Siéntete equilibrado en todas direcciones, como si tu cabeza estuviera suspendida de un hilo desde el techo. Mira al frente, relájate y respira tranquilamente.

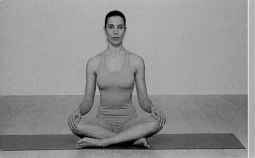

SENTADO FÁCIL

Fundamental para los ejercicios de respiración. Cruza las espinillas, que los pies queden debajo de la rodilla opuesta. Columna y cabeza recta. Relaja los hombros.
Si tus rodillas quedan sobre la cadera siéntate sobre un bloque.

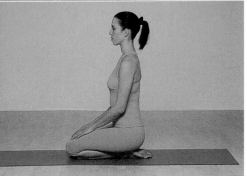

ARRODILLADO

Si el sentado de piernas cruzadas te resulta incómodo, siéntate sobre tus talones con la parte superior de los muslos hacia el techo, o separa las rodillas y los pies al ancho de la cadera y siéntate sobre un bloque, manta doblada o cojín. Columna recta, cabeza erguida; hombros y cuello relajados.

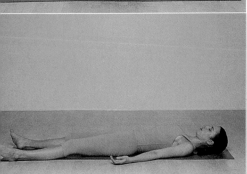

ACOSTADO

Acuéstate con las piernas estiradas y abiertas al ancho de la cadera, piernas y pies relajados hacia afuera, brazos separados de los costados y dorso de las manos sobre el piso. Relaja el cuello y apoya el centro de la parte trasera de la cabeza sobre el piso.

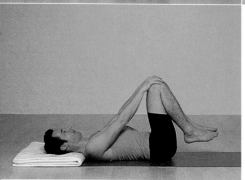

ALMOHADAS

Puedes utilizar una para apoyar diferentes partes del cuerpo. En la ilustración se usa para la rodilla en la posición de sentado con piernas cruzadas; los músculos internos y externos del muslo se relajan, la cadera se abre y se permanece en la postura más tiempo sin incomodidad.

COBIJAS

Cuando estamos acostados boca arriba, la parte trasera del cuello debe permanecer estirada y la barbilla debe apuntar ligeramente hacia el pecho, no hacia el techo. Si se te dificulta mantener el cuello estirado, coloca una cobija doblada debajo de la cabeza y el cuello para apoyarte.

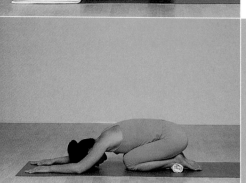

TOALLAS

Las posiciones que se hacen de rodillas pueden provocar tensión en tobillos. Para evitarlo, enrolla firmemente una toalla y colócala entre tobillos y piso. También puedes usar una toalla doblada debajo de las partes de pies y tobillos en las que sobresalgan los huesos, especialmente si estás trabajando sobre piso duro.

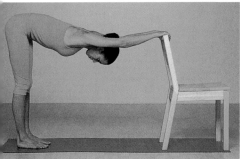

SILLAS

Las sillas se pueden utilizar para modificar las posturas. También para los ejercicios de respiración o de meditación si sentarte o arrodillarte en el piso te resulta incómodo. Siéntate hacia la orilla de la silla, con las plantas de los pies bien apoyadas en el piso y las manos sobre los muslos.

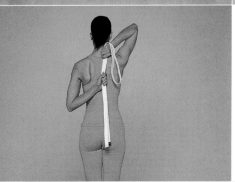

CINTURONES

Un cinturón no extensible de cinta de cáñamo, o una correa para equipaje, puede ayudarte a relajar un cuello rígido o unos hombros tensos. En algunas posiciones sentadas —como las inclinaciones al frente— un cinturón alrededor de los pies puede ayudarte a levantar el esternón y a estirar la columna sin tensar los hombros.

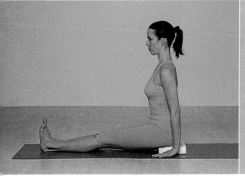

BLOQUES DE HULE ESPUMA

Utiliza un bloque firme de hule espuma si se te dificulta estirar la columna en las posiciones sentadas, es un soporte para la inclinación de la pelvis. Siéntate hacia la orilla del bloque. Si no tienes, utiliza un directorio telefónico o una almohada pequeña y firme.

centrarse

Aprender a centrarse es un aspecto fundamental en la práctica del yoga; nos permite conectarnos con la respiración, refrescarnos y vigorizarnos desde la quietud interior.

En la vida cotidiana, en nuestra relación con las personas y los acontecimientos que nos rodean, la atención está dirigida hacia afuera. Esto puede socavar la energía, y dejarnos cansados y tensos. La práctica del centrado nos permite equilibrar la vida diaria con periodos de tranquilidad. Puedes practicar acostado boca arriba, sentado o de pie; encuentra un lugar tranquilo donde no seas molestado y ponte cómodo.

centrado

1 Si decides practicar acostado, acuéstate boca arriba, estira las piernas y los pies hacia afuera y coloca tus brazos un poco separados del cuerpo. Mantén la parte trasera del cuello estirada y dirige la barbilla ligeramente hacia el pecho. Si prefieres sentarte con las piernas cruzadas o permanecer de pie, eleva un poco el esternón y relaja los hombros.

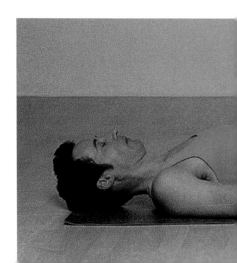

2 Cierra los ojos lentamente. Relaja la frente, la cara y libera cualquier tensión que haya en la mandíbula. Dirige tu atención hacia tu interior y ponte en contacto con tu cuerpo y con lo que siente. Empieza por percibir el suave movimiento que hace al respirar. Nota las sensaciones que el movimiento provoca en tu cuerpo.

3 Sé consciente de que tú no provocas la respiración, que no la controlas de ninguna forma. Permite que tu respiración adquiera un ritmo pausado, profundo y natural. Observa cómo fluye hacia adentro y hacia afuera de tu cuerpo.

4 Deja que tu atención permanezca un momento en la respiración y en las sensaciones que provoca en tu cuerpo. Unas pocas respiraciones así te serán benéficas, aunque puedes practicar durante varios minutos.

5 Cuando tu atención se desvíe, dirígela delicadamente hacia tu respiración sin hacer análisis ni juicios. No importa si al principio tus pensamientos vagan, todo lo que tienes que hacer es regresar tu atención a la respiración cada vez que ocurra. La mente se acostumbra pronto a concentrarse tranquilamente y sin presiones en la respiración. Sólo hace falta un poco de práctica.

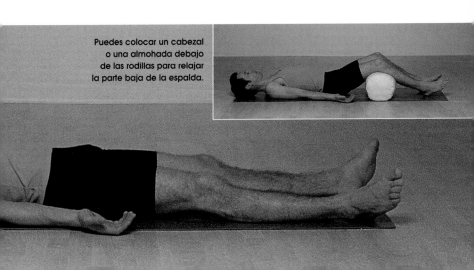

Puedes colocar un cabezal o una almohada debajo de las rodillas para relajar la parte baja de la espalda.

respiración
básica

Hay una conexión fundamental entre la respiración y los estados físicos, mentales y emocionales. El trabajo con la respiración te permitirá liberarte del estrés en cualquier situación.

La respiración proporciona el oxígeno necesario para los procesos metabólicos a partir de los cuales obtenemos la energía para movernos, pensar y sentir; asimismo, elimina el bióxido de carbono, principal desecho del metabolismo. Los ejercicios de respiración relajada liberan la tensión de la parte superior del cuerpo, incluso el cuello y los hombros, y permiten ajustar la respiración a diferentes necesidades.

La respiración también constituye un poderoso vínculo entre la mente y el cuerpo. Con el control de nuestros patrones de respiración —por ejemplo, su ritmo y profundidad, la duración de la exhalación o el equilibrio entre las fosas nasales derecha e izquierda— podemos influir en los estados físicos, mentales y emocionales.

Buenos hábitos de respiración

El yoga fomenta la respiración por la nariz, el uso completo del diafragma, la respiración pausada y suave, y la coordinación de movimiento y respiración. Los movimientos de apertura —como las inclinaciones hacia atrás— se realizan junto con la inhalación; los de cierre —como las inclinaciones hacia adelante—, con la exhalación.

El ejercicio de respiración de la página siguiente nos ayudará a tomar conciencia de la acción de los músculos respiratorios y a fomentar buenos hábitos de respiración. Puedes practicarlo acostado, sentado o de pie.

respiraciones breves

Las respiraciones breves suprimen la tensión muscular provocada por malos hábitos de respiración. Después de completar el último paso, combina los tres pasos en inhalaciones y exhalaciones continuas.

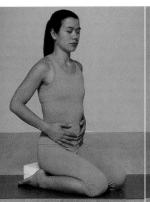 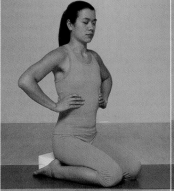 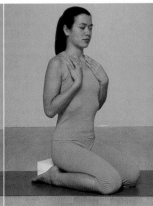

Arrodíllate con las palmas de las manos sobre el abdomen y los dedos medios apenas tocándolo. Inhala. Siente cómo el abdomen se expande y los dedos se separan. Ahora exhala y siente cómo el abdomen se hunde. Haz seis respiraciones.

Lleva las manos a la caja torácica de manera que los pulgares apunten hacia atrás y los demás dedos hacia el frente. Siente cómo se expanden las costillas al inhalar, y cómo se hunden al exhalar. Haz seis respiraciones pensando en llenar los costados del pecho.

Coloca los dedos sobre las clavículas. Mientras inhalas, siente cómo los dedos y hombros se elevan hacia la cabeza, y se expande la parte superior del pecho. Mientras exhalas, siente cómo los dedos descienden junto con el pecho. Haz seis respiraciones.

respiración con
movimiento

Sencillas posturas diseñadas para profundizar la conexión con la respiración y ejercitar levemente las articulaciones. Cada movimiento está programado para adecuarse a la duración de la respiración.

levantar los brazos

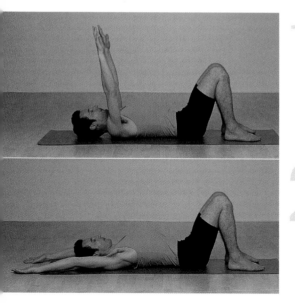

1 Acuéstate con las rodillas flexionadas. Separa los pies y rodillas al ancho de la cadera, los brazos a los costados con las palmas hacia abajo. Conéctate con tu respiración. Mientras inhalas, alza los brazos hasta que queden detrás de la cabeza.

2 Relaja codos y hombros de manera que los brazos descansen sobre el piso y detrás de tu cabeza al terminar de inhalar. Mientras exhalas, regresa lentamente los brazos a la posición inicial. Repite de seis a ocho veces.

revitalización en posición supina

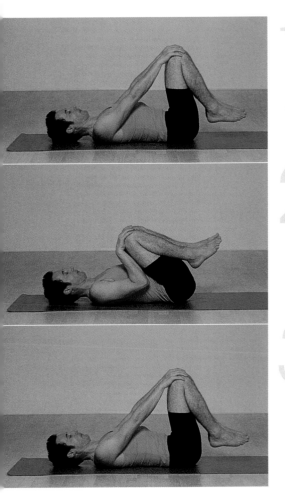

1 Acuéstate boca arriba. Levanta las rodillas y coloca una mano sobre cada rótula con los dedos apuntando hacia los pies y las rodillas juntas. Relaja los hombros. Mientras inhalas, empuja las rodillas alejándolas de ti.

2 Mientras exhalas, acerca las rodillas hacia el pecho al tiempo que flexionas los brazos. Mantén los hombros relajados y el cuello estirado durante todo el movimiento.

3 Mientras inhalas, estira los brazos lo suficiente para alejar las rodillas de ti. Repite estos movimientos coordinados con la respiración 10 o 12 veces. Esta posición es una de las mejores para aliviar el estrés; relaja la espalda y la cadera cuando hemos estado sentados por periodos prolongados.

elevar piernas y extender brazos

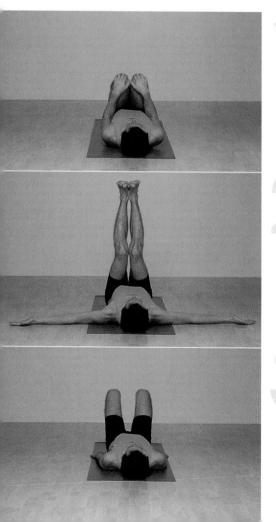

1 Acostado de espaldas, rodillas flexionadas; alza éstas y coloca una mano sobre cada rótula con los dedos apuntando hacia los pies. Relaja hombros y dirige ligeramente la barbilla hacia el pecho de modo que la parte trasera del cuello esté estirada.

2 Mientras inhalas, estira los brazos hacia los lados a la altura de los hombros. Al mismo tiempo alza los pies hacia el techo. Mantén los pies juntos y las rodillas ligeramente flexionadas.

3 Mientras exhalas, baja las piernas lentamente y vuelve a colocar las manos sobre las rótulas. Repite de seis a ocho veces. Encuentra un ritmo cómodo de respiración y deja que gobierne tus movimientos. Luego, baja los pies al piso y los brazos a los costados del cuerpo.

giro en posición supina

1 Acuéstate boca arriba con las rodillas flexionadas y los pies juntos y apoyados sobre el piso cerca de la cadera. Coloca los brazos lejos del cuerpo en un ángulo de 45 grados. Relaja los hombros.

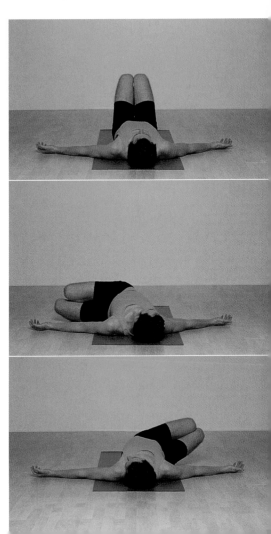

2 Mientras exhalas, deja que ambas rodillas caigan lentamente hacia la izquierda. La cadera girará, por lo que estarás más apoyado en la cadera izquierda. Gira la cabeza hacia la derecha. Relaja los pies. Mientras inhalas, regresa lentamente a la posición inicial.

3 Mientras exhalas, deja que ambas rodillas caigan hacia la derecha al tiempo que giras la cabeza hacia la izquierda. Mantén hombros y pies relajados. Mientras inhalas, regresa lentamente a la posición inicial. Repite de seis a ocho veces. Siente el efecto tranquilizante conforme respiras.

estirar brazo en posición de pie

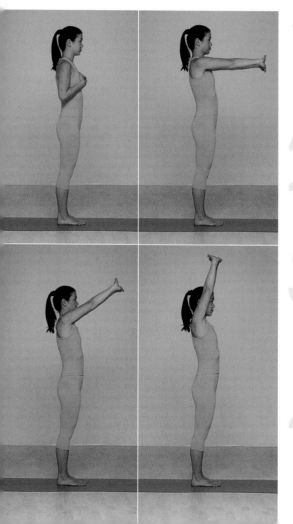

Párate con los pies juntos. Toma conciencia del flujo de la respiración. Entrelaza las manos y colócalas sobre el esternón. Mantén codos y hombros relajados.

Mientras inhalas, gira las palmas de las manos hacia fuera y aléjalas de ti estirando los codos. Mientras exhalas, regresa a la posición inicial. Repite dos veces.

Mientras inhalas, gira las palmas hacia afuera y elévalas hacia arriba a un ángulo de 45 grados manteniendo los hombros relajados. Mientras exhalas, regresa a la posición inicial. Repite dos veces.

Mientras inhalas, gira las palmas de las manos hacia afuera y álzalas, hombros relajados. Mientras exhalas, regresa a la posición inicial. Repite dos veces y separa las manos.

estiramiento de cafetera

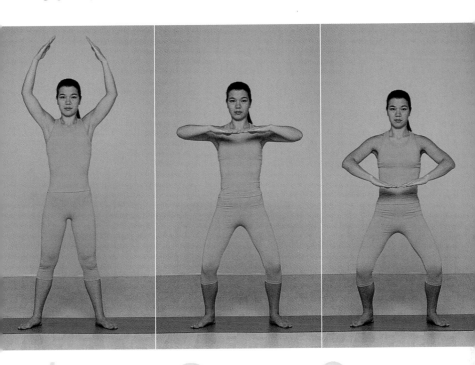

1 Párate con los pies separados y los dedos hacia afuera. Inhala, estira los brazos a los lados con las palmas hacia arriba, forma un círculo hasta que casi se toquen sobre la cabeza.

2 Imagina frente a ti un enorme émbolo de cafetera. Mientras exhalas, lleva tus manos frente al pecho hasta que tus dedos se toquen. Flexiona ligeramente las rodillas y empuja hacia abajo con las manos.

3 Sigue empujando hasta que estén al nivel de la cadera. Repite de cuatro a seis veces, coordinando los movimientos con la respiración.

estiramientos de cuello

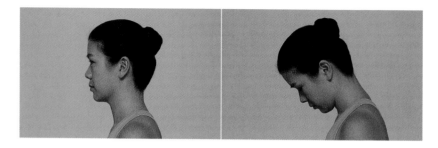

Estos suaves movimientos alivian la tensión muscular de cuello y hombros. Siéntate con las piernas cruzadas en el piso o en una silla recta. Levanta el esternón y relaja los hombros.

Deja que la cabeza caiga lentamente y por su propio peso hacia adelante. Mantén el esternón arriba. Mantente en esta posición durante varias respiraciones.

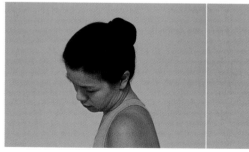

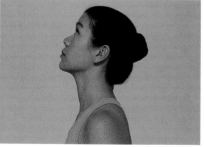

Gira lentamente la cabeza hacia la izquierda. Mantén la posición durante varias respiraciones, regresa a la posición inicial y repite hacia el lado derecho. Regresa a la posición inicial.

Levanta la barbilla con la parte posterior del cuello estirada. Siente el estiramiento, sostén la posición unas cuantas respiraciones y regresa a la posición inicial.

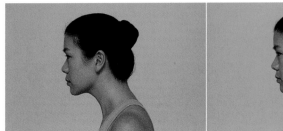

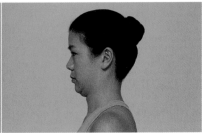

5 Mira hacia el frente y proyecta la barbilla hacia adelante paralela al piso. Mantén la posición varias respiraciones. Hombros relajados en todo momento.

6 Lleva lentamente la barbilla hacia atrás lo más que puedas y que sea cómodo, siempre paralela al piso. Conserva la posición unas cuantas respiraciones y regresa a la posición inicial.

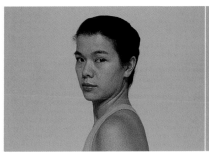

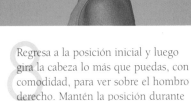

7 Con los hombros relajados, gira la cabeza lentamente y tanto como te sea cómodo, de modo que veas sobre el hombro izquierdo. Mantén la posición durante varias respiraciones.

8 Regresa a la posición inicial y luego gira la cabeza lo más que puedas, con comodidad, para ver sobre el hombro derecho. Mantén la posición durante varias respiraciones.

estirarse en posición de pie

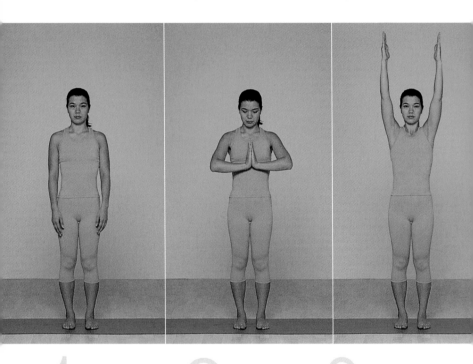

Párate con los pies paralelos y ligeramente separados. Balancéate un poco sobre ellos para distribuir uniformemente el peso de tu cuerpo. Deja que tu peso se desplace al piso.

Levanta las rótulas un poco, relaja los hombros y alza el esternón. Junta las manos frente al corazón. Dirige la mirada hacia el piso por encima de las manos.

Estira lentamente los brazos hacia arriba por encima de la cabeza, palmas frente a frente. Al inhalar, levanta el pecho y estírate. Al exhalar, baja los brazos y permite que se relajen.

media inclinación al frente

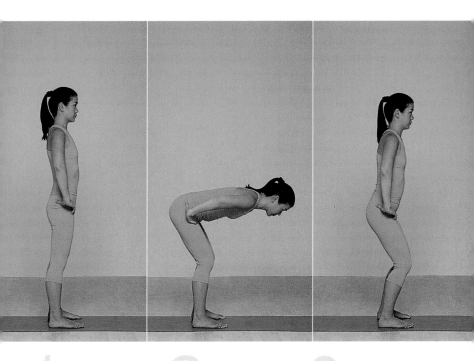

1 Párate con los pies paralelos y separados al ancho de las caderas. Lleva las manos a donde las piernas se unen al torso. Toca las articulaciones de la cadera con tus manos.

2 Levanta el esternón para extender la parte frontal del cuerpo. Exhala e inclínate hacia adelante con la espalda recta hasta que el torso quede paralelo al piso. Mira hacia abajo.

3 Flexiona las rodillas si sientes tensión en la parte posterior de las piernas. Inhala y exhala. Al exhalar, levántate lentamente con las rodillas flexionadas y regresa al paso 1.

arquear espalda en posición de pie

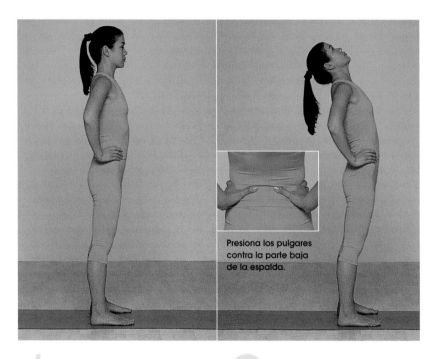

Presiona los pulgares contra la parte baja de la espalda.

Párate con los pies paralelos y separados al ancho de la cadera, y las manos en la cadera. Lleva las manos un poco hacia atrás de modo que los pulgares descansen sobre la parte baja de la espalda, separados por varios centímetros. Gira los hombros hacia atrás para abrir el pecho y levanta la barbilla hacia atrás.

Empieza a levantar el esternón alejándolo del piso. Siente cómo el torso forma un arco hacia atrás. Ahora levanta la barbilla hacia el techo y respira varias veces. Mantén el esternón arriba. Regresa lentamente a la posición erguida, siempre con el esternón levantado.

estiramiento lateral de pie

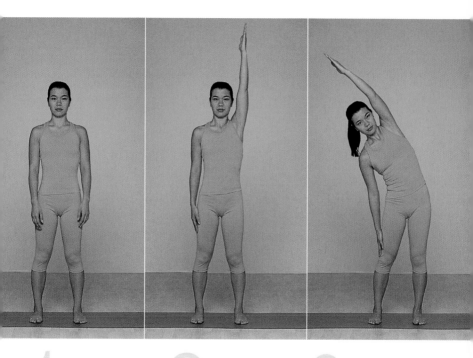

1 Párate con los pies paralelos y separados al ancho de la cadera, y los brazos sueltos a los costados. Si padeces problemas de espalda, apoya la mano derecha en la cadera.

2 Mientras inhalas, eleva el brazo izquierdo a un lado de la cabeza con los dedos estirados y los hombros relajados. Procura que el brazo levantado toque la oreja izquierda.

3 Al exhalar, estírate hacia arriba y hacia la derecha. Sostén la posición, y al inhalar regresa a la posición erguida. Conforme exhalas baja el brazo. Repite con el otro lado.

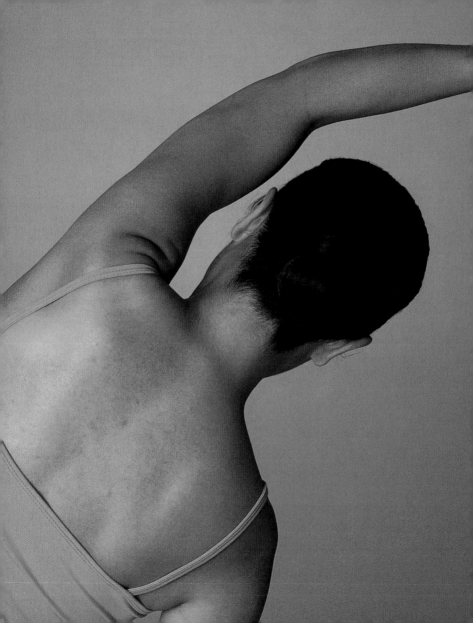

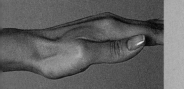

posiciones
básicas

Las posturas y ejercicios de yoga calman el cuerpo, la mente y el espíritu. Mantén las posturas en tanto puedas sostenerlas con estabilidad, comodidad y con una respiración uniforme. Escucha tu cuerpo y progresarás de manera constante.

águila

Esta posición abre y expande la parte superior de espalda, cuello y hombros, y libera la tensión. Los brazos representan las alas plegadas del águila, y los dedos las plumas.

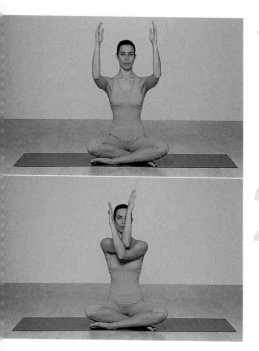

1 Siéntate con las piernas cruzadas y las manos sobre las rodillas (utiliza un bloque de hule espuma o una pequeña almohada si es necesario). Levanta el esternón y relaja los hombros. Pon los brazos frente a ti con las palmas frente a frente. Flexiona los codos y manténlos a la altura de los hombros de modo que cada brazo forme un ángulo recto.

2 Baja un poco el codo izquierdo y mueve la mano izquierda ligeramente hacia adelante. Inhala y cruza los brazos de manera que el codo izquierdo quede debajo del derecho.

PRECAUCIONES

• Si sufres problemas de cuello, inclina la cabeza un poco hacia adelante.
• Si tienes los hombros rígidos, no te fuerces para alcanzar la posición final.

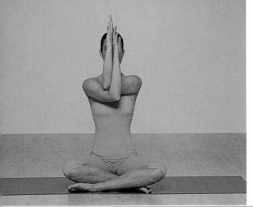

Mientras exhalas, acerca el dorso de los antebrazos y de las manos justo frente a tu cara. Aproxímalos lo más que puedas sin forzar los hombros. Ahora, deja que la respiración fluya hacia adentro y hacia afuera de manera natural.

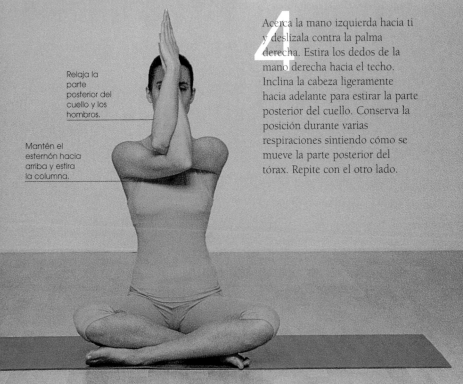

Relaja la parte posterior del cuello y los hombros.

Mantén el esternón hacia arriba y estira la columna.

Acerca la mano izquierda hacia ti y deslízala contra la palma derecha. Estira los dedos de la mano derecha hacia el techo. Inclina la cabeza ligeramente hacia adelante para estirar la parte posterior del cuello. Conserva la posición durante varias respiraciones sintiendo cómo se mueve la parte posterior del tórax. Repite con el otro lado.

vaca

Esta postura estira a lo ancho la parte frontal del cuerpo al tiempo que extiende las axilas y libera de tensión cuello y hombros. Como el aire permanece adentro, tiene un efecto vigorizante.

1 Adopta la posición fundamental de arrodillamiento. Eleva el esternón y relaja los hombros. Alza el brazo izquierdo por detrás de la espalda y coloca la mano entre los omóplatos o tan alto como te resulte cómodo. Para ayudarte, pasa la mano derecha detrás de las espalda, toma el codo izquierdo y jálalo hacia el tronco.

2 Mientras inhalas, levanta el brazo derecho verticalmente. Eleva las costillas del lado derecho del pecho, abre la axila y estira la mano hacia el techo.

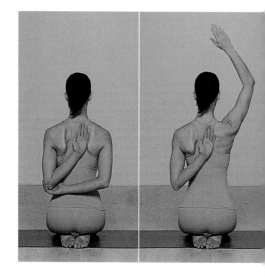

PRECAUCIONES

Si este ejercicio te resulta más fácil de un lado que del otro, practica primero el lado más rígido, luego el lado "bueno", y finalmente repite con el rígido.

3 Flexiona el codo del brazo derecho y baja la mano derecha hacia la espalda. Mientras exhalas, agárrate de las manos. Relaja el cuello. Mantén la posición durante varias respiraciones sintiendo cómo la caja torácica se mueve con la respiración. Suelta las manos y repite con el brazo izquierdo en la posición elevada.

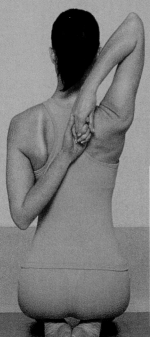

Vista frontal.

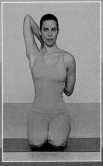

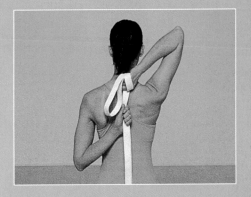

ALTERNATIVA

Utiliza un cinturón si las manos no llegan a tocarse. Sosténlo en la mano derecha, bájalo por detrás de ti y haz que la mano izquierda suba hasta alcanzarlo. Cuando ambas manos sujeten el cinturón, haz que lo recojan hasta que queden cómodamente cerca. Relaja el cuello.

inclinación
al frente

El estiramiento al frente tiene un efecto tranquilizador. En la "Inclinación al frente" te doblarás a partir de las caderas con la espalda recta y los isquiones alzados para aliviar la tensión en las corvas.

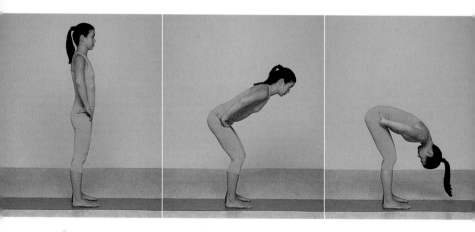

1 Párate con los pies paralelos y separados al ancho de las caderas. Coloca las manos en el pliegue donde la pierna se une al torso.

2 Aleja el esternón del piso para estirar la parte frontal del cuerpo. Exhala e inclínate hacia adelante a partir de las caderas, flexionando ligeramente las rodillas.

3 Siempre con las rodillas flexionadas, deja que la columna se relaje y se estire conforme la gravedad jala la cabeza y el tórax hacia el piso. Respira normalmente.

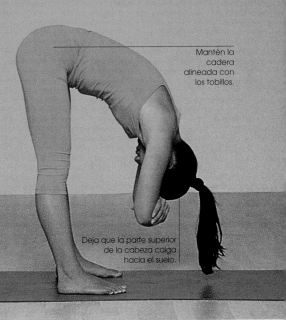

4 Deja que el tórax cuelgue desde las caderas. Presiona los pies contra el piso y eleva los isquiones para estirar la parte posterior de las piernas. Lleva los brazos sobre la cabeza y toma los codos con las manos. Sostén la posición durante varias respiraciones y mantén el estiramiento de la parte posterior de las piernas.

Mantén la cadera alineada con los tobillos.

Deja que la parte superior de la cabeza caiga hacia el suelo.

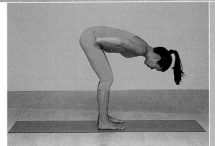

5 Flexiona las rodillas. Coloca las manos en la cadera y levántate a medio camino estirando la columna. Luego inhala mientras regresas a la posición erguida básica alzándote desde la cadera y manteniendo la columna recta.

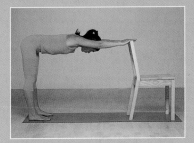

ALTERNATIVA

Si padeces presión alta, glaucoma o desprendimiento de retina, realiza una "Media inclinación al frente" apoyando las manos en el respaldo de una silla.

árbol

No sólo proporciona equilibrio al cuerpo, sino que calma y relaja la mente. Esta postura fortalece los músculos de las piernas y favorece la correcta alineación de la columna.

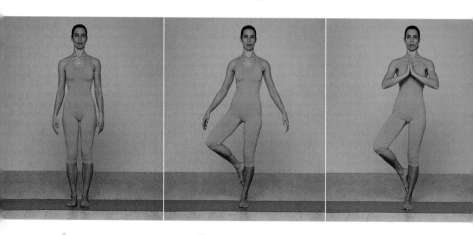

Párate derecho con los pies ligeramente separados, tu peso distribuido en ambos pies y los brazos a los costados.

Mientras inhalas, coloca la planta del pie derecho contra la parte interna de la pierna izquierda justo debajo de la rodilla. Alinea la rodilla hacia la derecha.

Mientras exhalas, eleva el esternón y relaja los hombros. Junta las palmas de las manos frente al pecho. Detente aquí si padeces artritis en las rodillas.

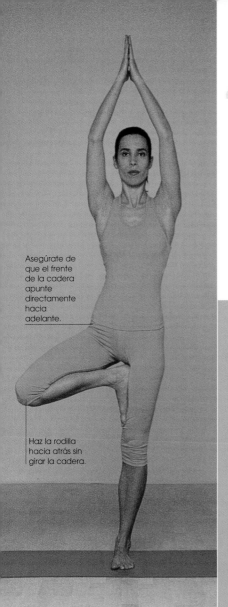

Si te sientes en equilibrio, levanta el pie y coloca la planta contra la parte más alta de la pierna sobre la que estás parado. Mientras inhalas, estira los brazos sobre la cabeza con las palmas juntas. Relaja hombros y cara. Para conservar el equilibrio fija tu mirada en una línea vertical. Respira uniformemente varias veces y regresa a la posición inicial. Haz una pausa y repite con el otro lado.

PRECAUCIONES

Si mantener juntas las palmas te produce tensión en el cuello o los hombros, déjalas separadas al ancho de los hombros cuando estén sobre la cabeza.

Asegúrate de que el frente de la cadera apunte directamente hacia adelante.

Haz la rodilla hacia atrás sin girar la cadera.

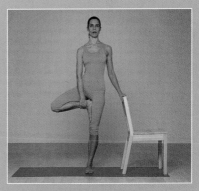

ALTERNATIVA

Si se te dificulta mantener el equilibrio, apóyate en una pared o silla. También puede ayudar sujetar el tobillo de la pierna elevada.

guerrero lateral

Esta postura de pie fortalece el cuerpo y nos permite tomar conciencia de nuestras ilimitadas reservas de fuerza interior. Manténte equilibrado y concentrado durante todo el ejercicio.

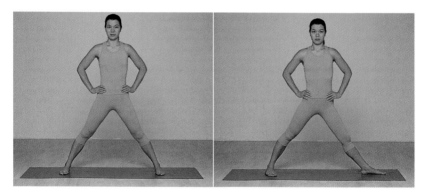

Párate con los pies paralelos y separados aproximadamente 1 metro (3 pies), las manos apoyadas en la cadera y los hombros relajados. Mira hacia el frente.

Mientras inhalas, gira los dedos del pie derecho hacia adentro, y toda la pierna izquierda hacia afuera unos 90 grados a partir de la cadera. Mantén el tórax dirigido hacia adelante.

PRECAUCIONES
- Presión alta o afecciones cardiacas, mantener la posición poco tiempo.
- Realiza con mucho cuidado el ejercicio si tienes problemas de espalda.

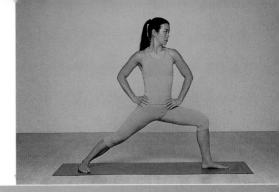

3 Mientras exhalas, flexiona la rodilla izquierda y deja que la cadera caiga hacia el suelo. Alinea la rodilla con el tobillo para formar un ángulo recto. Gira la cabeza hacia la izquierda, con los hombros al frente.

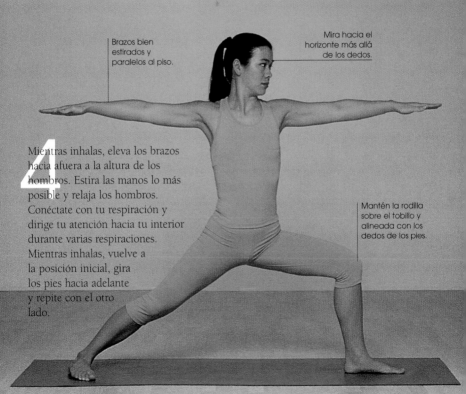

Brazos bien estirados y paralelos al piso.

Mira hacia el horizonte más allá de los dedos.

4 Mientras inhalas, eleva los brazos hacia afuera a la altura de los hombros. Estira las manos lo más posible y relaja los hombros. Conéctate con tu respiración y dirige tu atención hacia tu interior durante varias respiraciones. Mientras inhalas, vuelve a la posición inicial, gira los pies hacia adelante y repite con el otro lado.

Mantén la rodilla sobre el tobillo y alineada con los dedos de los pies.

embestida del
guerrero

"Embestida del guerrero" estira con vigor la parte posterior de las piernas, los muslos y la cadera; extiende la columna y expande el pecho. Siente cómo aumenta tu energía con cada respiración.

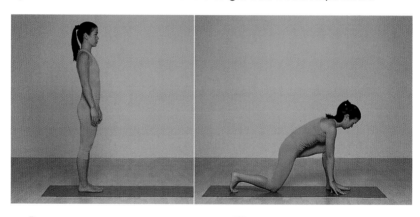

1 Párate derecho con los pies separados al ancho de las caderas y los brazos a los costados. A gatas, con los dedos de los pies hacia adentro, las manos debajo de los hombros y las rodillas debajo de las caderas.

2 Mientras exhalas, adelanta la pierna izquierda hasta que quede entre tus manos, con la rodilla directamente sobre el talón. Apoya el tórax sobre el muslo izquierdo. Presiona contra el piso la punta de los dedos de la mano.

PRECAUCIONES

Si padeces problemas de espalda, en un principio no vayas más allá del paso 2.

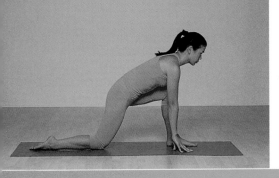

3 Apoyado sobre la punta de los dedos de las manos, levanta ligeramente la cabeza para mirar un poco más adelante. Extiende el pie derecho de manera que su parte superior descanse sobre el piso.

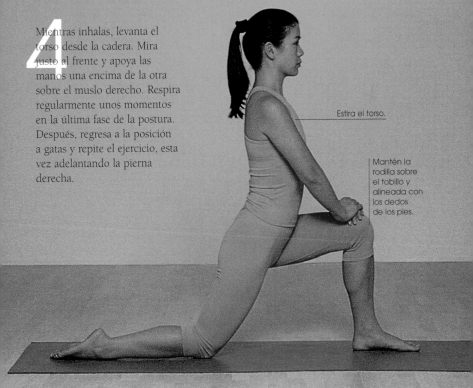

4 Mientras inhalas, levanta el torso desde la cadera. Mira justo al frente y apoya las manos una encima de la otra sobre el muslo derecho. Respira regularmente unos momentos en la última fase de la postura. Después, regresa a la posición a gatas y repite el ejercicio, esta vez adelantando la pierna derecha.

Estira el torso.

Mantén la rodilla sobre el tobillo y alineada con los dedos de los pies.

perro

Ésta es una de las posturas clásicas del yoga. "Perro" ejercita y estira todo el cuerpo, lo libera de tensiones y tranquiliza la mente; asimismo, equilibra las partes alta y baja del cuerpo.

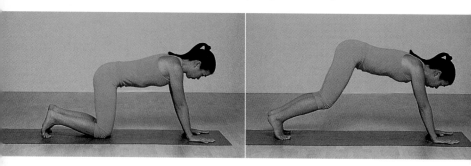

Ponte a gatas con las manos debajo de los hombros y los pies y las rodillas separadas al ancho de la cadera. Desplaza ambas manos el largo de una mano hacia adelante, como se muestra. Mete los dedos de los pies abajo del cuerpo.

Mientras exhalas, levántate sobre los dedos de los pies y mueve la cadera hacia arriba y hacia atrás. Mantén las rodillas flexionadas y empuja contra el piso con las manos para desplazar tu peso hacia los pies. Estira bien la columna.

PRECAUCIONES

Si tienes problemas de espalda, mantén las rodillas flexionadas durante todo el ejercicio o practica la "Alternativa" (ver p. 53).

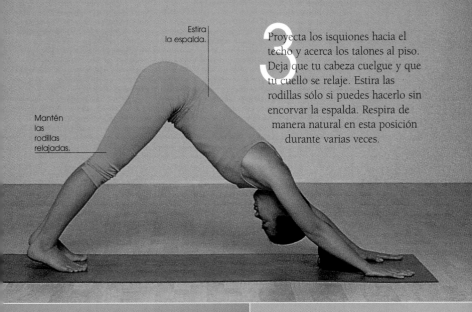

Estira
la espalda.

Mantén
las
rodillas
relajadas.

3 Proyecta los isquiones hacia el techo y acerca los talones al piso. Deja que tu cabeza cuelgue y que tu cuello se relaje. Estira las rodillas sólo si puedes hacerlo sin encorvar la espalda. Respira de manera natural en esta posición durante varias veces.

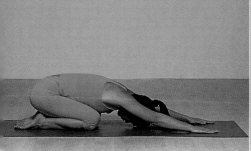

4 Mientras exhalas, baja las rodillas al suelo, y sin mover las manos, siéntate sobre los talones en la posición "Liebre" (ver p. 81). Relaja los brazos, respira varias veces y siente cómo se estira la columna.

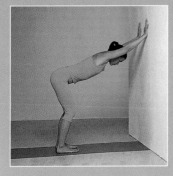

ALTERNATIVA

Presión alta, desprendimiento de retina o glaucoma, apoyar las manos en una pared o silla.

cobra

Esta postura estira la columna, fortalece los músculos de la espalda y extiende la parte frontal del cuerpo; expande el pecho, fortalece el diafragma y libera de tensión a los hombros.

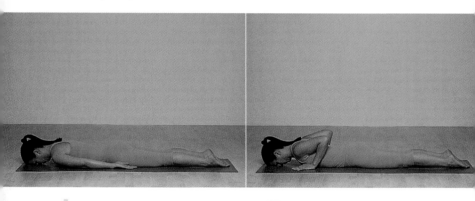

Acuéstate boca abajo con la frente sobre el piso y los pies separados al ancho de la cadera. Descansa los brazos a los costados con las palmas de las manos hacia abajo. Exhala.

Coloca las manos debajo de los hombros y extiende los dedos de modo que los dedos medios apunten hacia el frente. Mantén los codos cerca del cuerpo y dirige el cóccix hacia abajo de tu cuerpo.

PRECAUCIONES
- Evita este ejercicio si tienes problemas en las articulaciones intervertebrales.
- Si padeces artritis en el cuello, mantén la cabeza alineada con la columna.

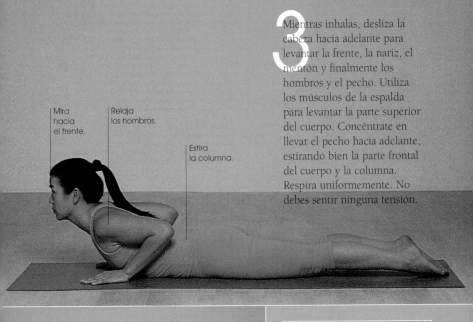

Mira hacia el frente.

Relaja los hombros.

Estira la columna.

3 Mientras inhalas, desliza la cabeza hacia adelante para levantar la frente, la nariz, el mentón y finalmente los hombros y el pecho. Utiliza los músculos de la espalda para levantar la parte superior del cuerpo. Concéntrate en llevar el pecho hacia adelante, estirando bien la parte frontal del cuerpo y la columna. Respira uniformemente. No debes sentir ninguna tensión.

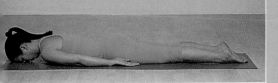

4 Repite la posición una o dos veces, descansando entre cada repetición. Luego, descansa con la cabeza hacia un lado.

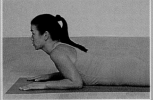

ALTERNATIVA

Para hombros rígidos o parte superior de la columna encorvada (cifosis), colocar las manos a los lados de la cara y mantener los antebrazos en el piso mientras levantas el torso.

chapulín

Estira el cuerpo, mejora el estado de ánimo y fortalece los músculos de la espalda. Practícalo en coordinación con la respiración para evitar tensiones, y mantén la mente concentrada.

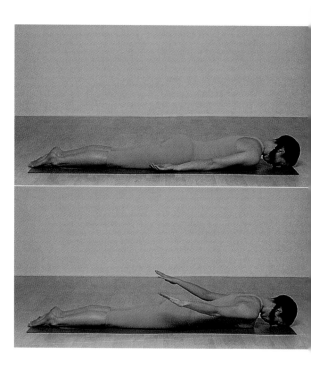

1 Acuéstate boca abajo con la frente apoyada en el piso, los pies ligeramente separados y los brazos a los costados. Relájate completamente durante unas cuantas respiraciones.

2 Mientras exhalas, estira los pies a lo largo del piso para alejarlos de ti lo más posible. Estira los brazos hacia arriba y hacia atrás como si fueran alas. Mantén la frente apoyada en el piso.

3 Mientras inhalas, desliza la nariz y la barbilla por el piso. Levanta un poco la cabeza y el tronco. Levanta ambas piernas desde la cadera, contrayendo los músculos de la parte baja de la espalda. Siente cómo se estira todo el cuerpo. Mientras exhalas, baja lentamente el cuerpo al piso y relájate. Repite de cuatro a seis veces.

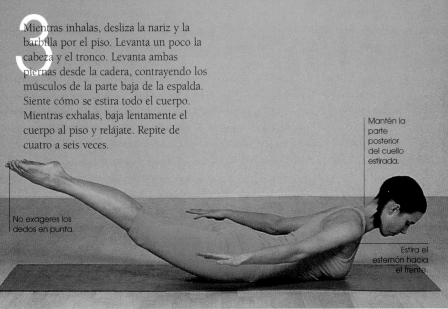

Mantén la parte posterior del cuello estirada.

No exageres los dedos en punta.

Estira el esternón hacia el frente.

4 La última vez que bajes el cuerpo gira la cabeza a un lado y relaja el cuerpo completamente. Siente cómo la parte baja de la espalda sube y baja con cada respiración.

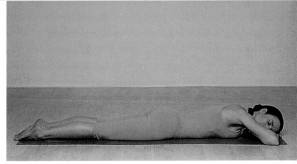

PRECAUCIONES

Evita esta posición si padeces úlcera estomacal, hernias o problemas en las articulaciones intervertebrales.

medio
arco

Esta posición ejercita la espalda al tiempo que estira la parte frontal del muslo y los músculos flexores de la cadera. Buen preparativo para el arco completo, tiene un efecto tonificante y vigorizante.

1 Acuéstate boca abajo con la frente apoyada en el piso, los pies ligeramente separados y los brazos a los costados con las palmas de las manos hacia arriba.

2 Mientras inhalas, estira el brazo derecho sobre la cabeza con la palma de la mano hacia abajo. Dirige los dedos hacia adelante. Mantén la frente apoyada sobre el piso.

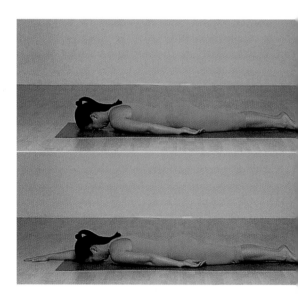

PRECAUCIONES
• Presión alta, afecciones cardiacas o hernias, no sostener la última posición.
• Si tienes problemas de espalda, detente si el ejercicio provoca algún síntoma.

Mientras exhalas, flexiona la pierna izquierda de manera que la pantorrilla toque el muslo. Sujeta el talón con la mano izquierda. Conserva la frente sobre el piso.

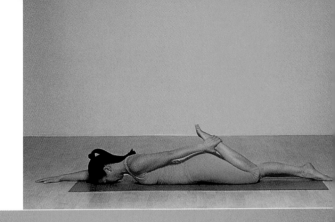

Mientras inhalas, levanta el muslo izquierdo y separa el pie de las nalgas. Al mismo tiempo, alza el brazo derecho, el pecho y la cabeza. Haz una pausa mientras exhalas. Mantén la posición todo el tiempo que te sea cómodo mientras respiras profundamente. Al exhalar, relaja la pierna y baja al piso. Repite con el otro lado.

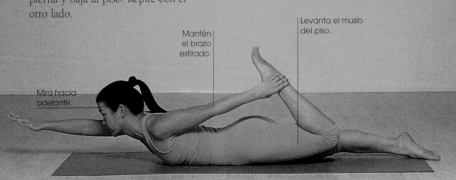

Levanta el muslo del piso.

Mantén el brazo estirado.

Mira hacia adelante.

arco

Fortalece y tonifica la espalda y los músculos abdominales, estira la columna; expande el pecho, estimula la respiración profunda y produce una fuerte sensación de bienestar.

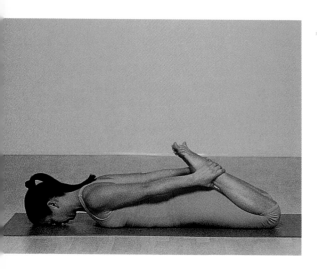

1 Acuéstate boca abajo con las piernas y los pies juntos, los brazos a los costados y las palmas de las manos hacia arriba. Apoya la frente sobre el piso. Mientras exhalas, flexiona ambas piernas de manera que las pantorrillas toquen los muslos. Al mismo tiempo, estira los brazos para sujetar ambos tobillos.

PRECAUCIONES

Evita esta posición si tienes problemas del corazón, presión alta, hernias o problemas de espalda. Comienza con "Medio arco" (ver p. 58).

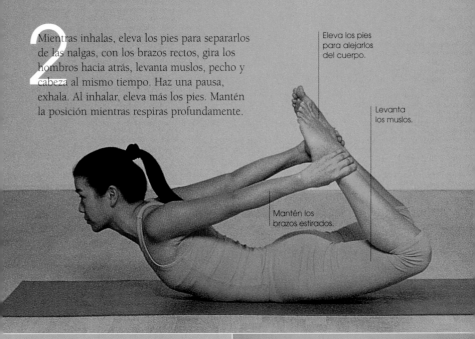

2 Mientras inhalas, eleva los pies para separarlos de las nalgas, con los brazos rectos, gira los hombros hacia atrás, levanta muslos, pecho y cabeza al mismo tiempo. Haz una pausa, exhala. Al inhalar, eleva más los pies. Mantén la posición mientras respiras profundamente.

Eleva los pies para alejarlos del cuerpo.

Levanta los muslos.

Mantén los brazos estirados.

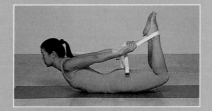

ALTERNATIVA

Utiliza un cinturón en caso de tensión al sujetar los tobillos con las manos. Pásalo alrededor de los tobillos y toma los extremos con ambas manos. Eleva el pecho, los muslos y los pies.

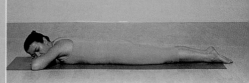

3 Mientras exhalas, relaja las piernas y baja el cuerpo hasta el piso. Cruza los brazos y descansa con la cabeza volteada y apoyada en el dorso de las manos.

salutación
al sol

Esta dinámica secuencia proporciona energía a todo el cuerpo. Procura que los movimientos fluyan en coordinación con la respiración. Cuando termines, repite con el otro lado.

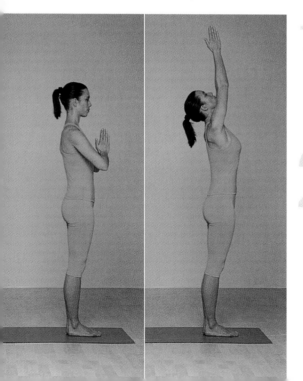

1 Párate derecho con los pies juntos y las palmas de las manos frente al pecho en posición de rezar. Mira al frente. Céntrate e inhala profundamente.

2 Mientras inhalas, abre los brazos hacia los lados, gira las palmas hacia afuera y levanta los brazos por encima de la cabeza. Junta las palmas y alza el esternón. Expande el pecho mientras levantas la vista hacia las manos. No permitas que la cabeza caiga hacia atrás, y mantén los hombros relajados.

Exhala e inclínate hacia adelante desde la cadera hasta adoptar la posición "Inclinación al frente" (ver p. 44). Cruza los brazos sobre la cabeza y toma los codos con las manos. Deja que el torso cuelgue. Manténte en esta posición durante tres o cuatro respiraciones.

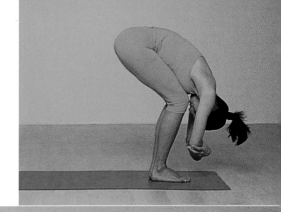

Exhala y adopta la posición "Embestida del guerrero" (ver p. 50). Da un paso largo hacia atrás con el pie derecho y aterriza en la parte anterior de la planta. Baja la rodilla derecha al piso y apoya el torso en el muslo derecho. Apóyate en las puntas de los dedos de las manos. Estira el esternón hacia adelante y dirige la mirada al frente. Manténte en la posición durante tres o cuatro respiraciones. ▶

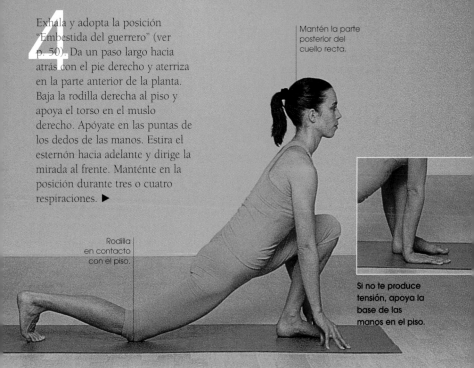

Mantén la parte posterior del cuello recta.

Rodilla en contacto con el piso.

Si no te produce tensión, apoya la base de las manos en el piso.

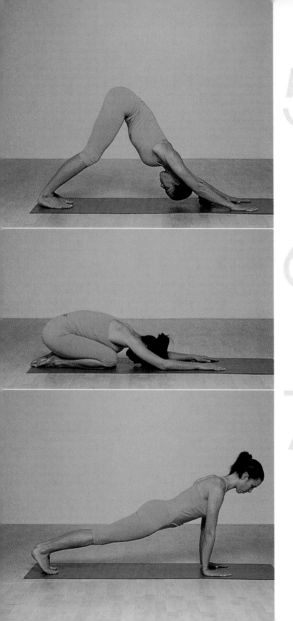

5 Mientras exhalas, lleva el pie izquierdo hacia atrás para adoptar la posición "Perro" (ver p. 52). Apoya los talones contra el suelo y flexiona las rodillas si es necesario. Deja que la cabeza cuelgue con el cuello relajado. Manténte en la posición durante tres o cuatro respiraciones.

6 Al exhalar, lleva las rodillas al piso, y sin mover las manos, adopta la posición "Liebre" (ver p. 81). Descansa en esta postura durante tres o cuatro respiraciones.

7 Mientras inhalas, haz el cuerpo hacia adelante y levanta las piernas y el torso del piso metiendo los dedos de los pies hacia abajo del cuerpo. Las manos deben quedar exactamente abajo de los hombros. Mantén una línea recta con el cuerpo y las piernas. Mira hacia el piso. Sostén la posición y exhala.

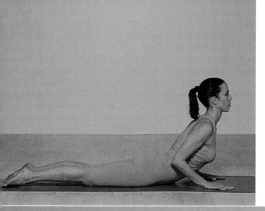

8 Mientras inhalas, baja a la posición "Cobra" (ver p. 54). Mantén las manos exactamente abajo de los hombros y los brazos pegados al cuerpo. Concéntrate en hacer el pecho hacia adelante y extender la columna.

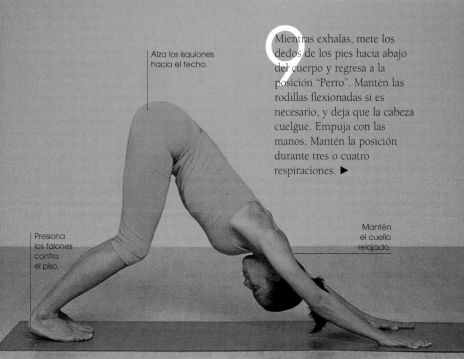

Alza los isquiones hacia el techo.

Presiona los talones contra el piso.

Mantén el cuello relajado.

9 Mientras exhalas, mete los dedos de los pies hacia abajo del cuerpo y regresa a la posición "Perro". Mantén las rodillas flexionadas si es necesario, y deja que la cabeza cuelgue. Empuja con las manos. Mantén la posición durante tres o cuatro respiraciones. ▶

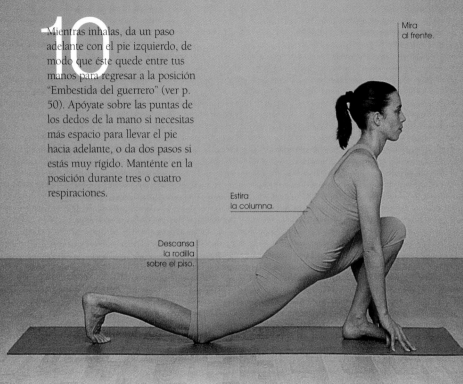

10 Mientras inhalas, da un paso adelante con el pie izquierdo, de modo que éste quede entre tus manos para regresar a la posición "Embestida del guerrero" (ver p. 50). Apóyate sobre las puntas de los dedos de la mano si necesitas más espacio para llevar el pie hacia adelante, o da dos pasos si estás muy rígido. Manténte en la posición durante tres o cuatro respiraciones.

Mira al frente.

Estira la columna.

Descansa la rodilla sobre el piso.

11 Mientras exhalas, adelanta el pie derecho para que quede junto al izquierdo y adopta la posición "Inclinación al frente" con las rodillas flexionadas (ver p. 44). Cruza los brazos sobre la cabeza y toma los codos con las manos. Relájate en esta posición durante tres o cuatro respiraciones.

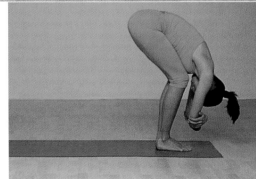

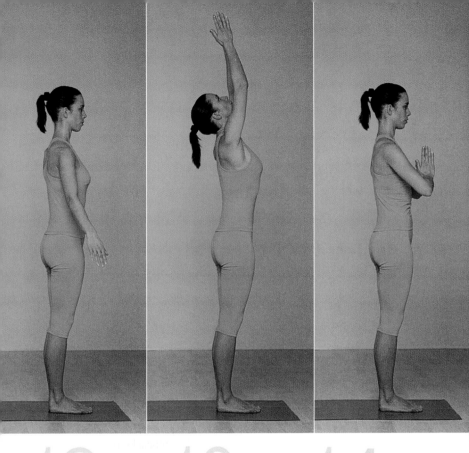

Mientras inhalas, endereza lentamente el cuerpo y mantén las rodillas flexionadas hasta que estés completamente erguido. Exhala cuando estés derecho.

Mientras inhalas, eleva los brazos hacia los lados hasta que queden sobre la cabeza. Junta las palmas y levanta la vista hacia las manos. Eleva el esternón, y mantente recto.

Mientras exhalas, baja los brazos frente al pecho en posición de rezar. Mira al frente y respira uniformemente unos cuantos minutos. Repite la secuencia con el otro lado.

puente

Esta postura arquea la espalda, expande el pecho y libera de tensión el cuello y los hombros. Es especialmente relajante si los movimientos se realizan sólo en las exhalaciones.

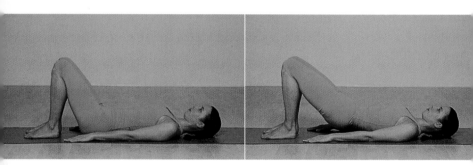

Acuéstate boca arriba con las rodillas flexionadas y los pies separados al ancho de la cadera. Coloca los brazos a los costados con las palmas de las manos hacia abajo. Baja la barbilla un poco hacia el pecho para estirar la parte posterior del cuello.

Mientras inhalas, siente la extensión de tu espalda sobre el piso. Al exhalar, empuja los pies contra el piso para elevar cadera y espalda lo más posible. Asegúrate de que los pies estén exactamente abajo de las rodillas, especialmente si tienes problemas en las rodillas.

PRECAUCIONES

Si tienes problemas de cuello, asegúrate de que su parte posterior se mantenga estirada durante todo el ejercicio.

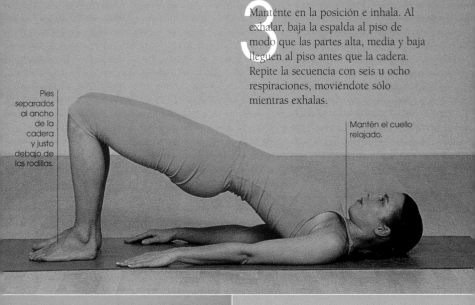

3 Manténte en la posición e inhala. Al exhalar, baja la espalda al piso de modo que las partes alta, media y baja lleguen al piso antes que la cadera. Repite la secuencia con seis u ocho respiraciones, moviéndote sólo mientras exhalas.

Pies separados al ancho de la cadera y justo debajo de las rodillas.

Mantén el cuello relajado.

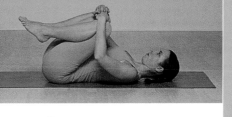

4 Cuando hayas terminado el ejercicio, lleva las rodillas hacia el pecho y pasa los brazos alrededor de ellas. Relaja los hombros. Mécete lentamente de un lado a otro y siente el movimiento de tu espalda contra el piso.

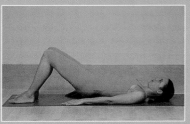

ALTERNATIVA

Si tienes problemas de espalda, coloca los pies un poco más lejos de la cadera al comenzar, y levanta del piso sólo la cadera, no toda la espalda.

piernas
contra la pared

Las posturas invertidas son reconfortantes, no es necesario pararse de cabeza para gozar sus beneficios. "Piernas contra la pared" es un buen inicio para posturas invertidas.

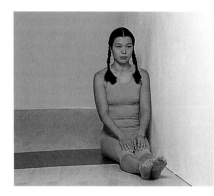

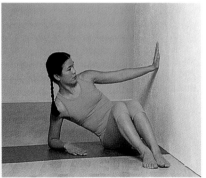

Siéntate derecho con la cadera izquierda contra una pared. Coloca las manos sobre los muslos y respira uniformemente unos momentos. Sube las rodillas.

Inclínate para apoyarte sobre el codo derecho y coloca la mano izquierda contra la pared. Gira el tronco 90 grados de manera que las piernas queden contra la pared y la cadera cerca de la base.

PRECAUCIONES
- Con presión alta, ésta es la única posición invertida que puedes practicar.
- Si tienes la presión baja, sal de las posiciones invertidas muy lentamente.

3 Flexiona los codos y apoya las manos en el estómago. Relaja las piernas contra la pared y mantente en esta posición, percibe el flujo de la respiración natural durante dos o tres minutos.

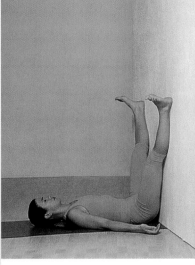

Mantén las piernas juntas.

Acerca la barbilla al pecho para estirar la parte posterior del cuello.

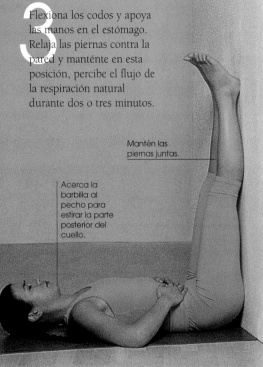

4 Separa los pies y deja que los brazos descansen a tus costados con las palmas de las manos hacia arriba. Para salir de la posición, lleva las rodillas hacia el pecho y gira hacia un lado. Mantente en esta posición durante unas cuantas respiraciones antes de sentarte. Una vez sentado, haz algunas respiraciones antes de pararte.

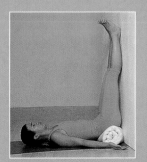

ALTERNATIVA

Coloca un cabezal o una almohada suave debajo de la cadera si sientes incomodidad en la espalda al estar acostado en el piso.

medio parado de
hombros

Esta versión más sencilla del "Parado de hombros" relaja la mente y descansa piernas y la parte baja del cuerpo. Con una pared como apoyo es fácil aprender esta posición invertida.

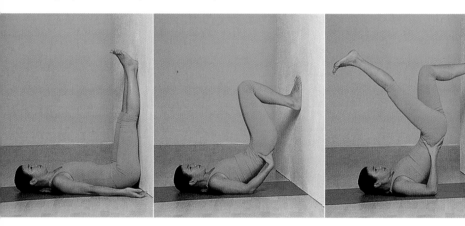

Acomoda la cadera izquierda contra la pared. "Piernas contra la pared" (ver p. 70).

Coloca los pies contra la pared y empuja para levantar la cadera. Pon las manos sobre los huesos ilíacos.

Separa los talones de la pared y eleva más la cadera. Separa el pie derecho y ponlo arriba de la cabeza.

PRECAUCIONES
Presión alta, desprendimiento de retina, glaucoma, problemas de cuello, cardiacos o sobrepeso, practicar "Piernas contra la pared" (ver p. 70).

Separa el pie izquierdo de la pared.
Relaja el cuello y mantén la posición
durante varias respiraciones. Acerca
ligeramente la barbilla al pecho para
estirar la parte posterior del cuello.
Respira normalmente, estira las plantas
de los pies hacia el techo y extiende las
piernas y la columna.

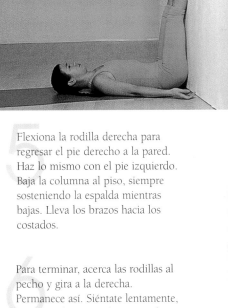

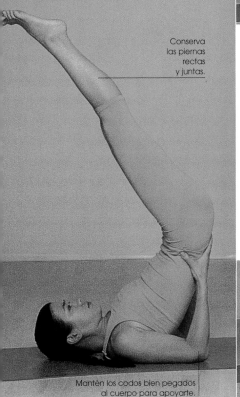

Conserva
las piernas
rectas
y juntas.

Flexiona la rodilla derecha para
regresar el pie derecho a la pared.
Haz lo mismo con el pie izquierdo.
Baja la columna al piso, siempre
sosteniendo la espalda mientras
bajas. Lleva los brazos hacia los
costados.

Para terminar, acerca las rodillas al
pecho y gira a la derecha.
Permanece así. Siéntate lentamente,
en especial si tienes la presión baja.

Mantén los codos bien pegados
al cuerpo para apoyarte.

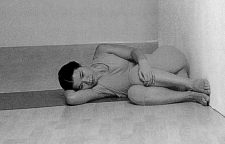

pez fácil

Esta postura extiende la cadera y los hombros mientras la espalda se mantiene apoyada; es un ejercicio excelente para practicar después del "Medio parado de hombros" (ver p. 72).

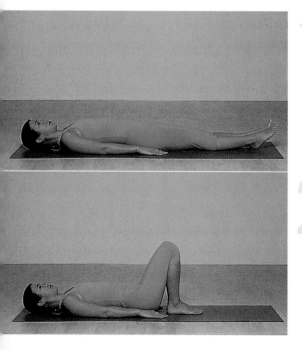

1 Acuéstate de espaldas con las piernas estiradas y los pies separados al ancho de la cadera. Coloca los brazos a los costados con las palmas hacia abajo. Mira hacia el techo.

2 Flexiona las rodillas y apoya en el piso las plantas de los pies cerca de la cadera. Estira la parte posterior del cuello y acerca ligeramente la barbilla al pecho.

Cruza las piernas a la altura de los tobillos y deja que las rodillas caigan hacia los lados, de modo que quedes acostado en posición de piernas cruzadas con las articulaciones de la cadera relajadas y abiertas. No arquees demasiado la espalda.

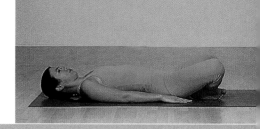

Levanta los brazos y entrelaza las manos para apoyar la cabeza sobre ellas. Deja que los codos caigan hacia el piso. Observa tu abdomen durante varias respiraciones. Cruza las piernas, intercambiándolas de posición; permanece así durante algunas respiraciones. Para salir de la postura, vuelve a juntar las rodillas y desliza los pies hacia abajo.

No te fuerces para acercar las rodillas al piso.

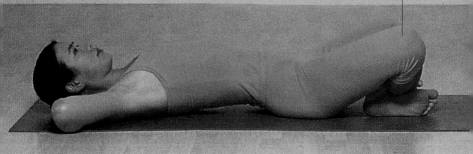

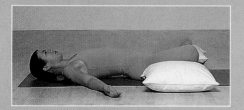

ALTERNATIVA

Si tienes dolor en la parte baja de la espalda, problemas en la región sacro-ilíaca o simplemente rigidez en la cadera, coloca un cabezal o una almohada debajo de uno de los muslos o de ambos.

león
rugiente

Esta postura es excelente para eliminar el estrés; ejercita la cara, la mandíbula y la garganta, al tiempo que nos libera de cualquier sensación de estar bajo presión.

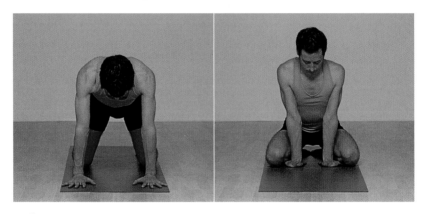

1 Ponte a gatas con las manos directamente debajo de los hombros y las rodillas y los pies separados al ancho de la cadera. Extiende los dedos de las manos y mira hacia abajo.

2 Siéntate sobre tus talones; la distancia entre las rodillas debe ser mayor que el ancho de la cadera y los pies deben estar juntos. Apoya las manos en el piso entre las rodillas, y gíralas de modo que la base apunte hacia adelante. Levanta el esternón y mira ligeramente al frente.

3 Inhala profundamente. Mientras exhalas, abre la boca y lleva la punta de la lengua hacia la barbilla. Abre los ojos lo más que puedas y mira hacia arriba mientras emites un "haaaa" prolongado. El sonido debe ser suave, no áspero ni demasiado fuerte, y debe durar toda la exhalación.

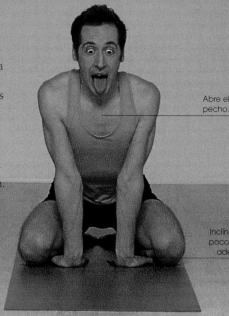

Abre el pecho.

Inclínate un poco hacia adelante.

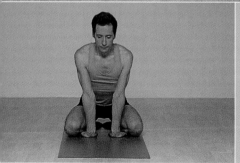

4 Conforme inhalas, mete lentamente la lengua, relaja la cara y cierra la boca. Respira normalmente durante unos momentos y luego repítelo dos o tres veces.

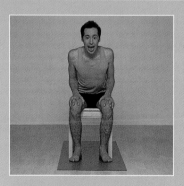

ALTERNATIVA

Si molestan las articulaciones, siéntate e inclínate hacia adelante con las manos en los muslos.

gato

En esta posición los movimientos son pausados y parten del cóccix. "Gato" ejercita la espalda, la libera de tensión y fortalece sus músculos. Coordina las posiciones con la respiración.

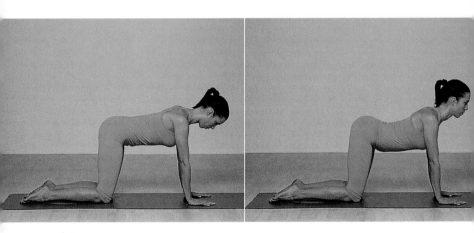

1 Ponte a gatas con las manos abajo de los hombros y las rodillas debajo de la cadera. Afianza bien las manos en el piso para evitar que los hombros se hundan.

2 Mientras inhalas, levanta el cóccix de manera que la parte baja de la espalda se hunda; siente cómo se hunden primero la parte baja de la espalda y luego la alta. Mira el piso aproximadamente a 1 metro adelante de ti.

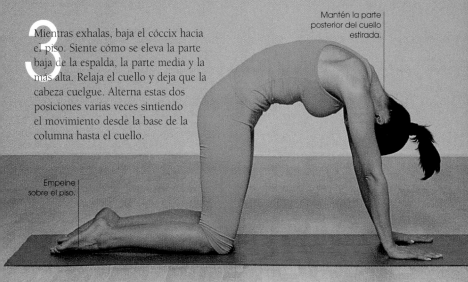

3 Mientras exhalas, baja el cóccix hacia el piso. Siente cómo se eleva la parte baja de la espalda, la parte media y la más alta. Relaja el cuello y deja que la cabeza cuelgue. Alterna estas dos posiciones varias veces sintiendo el movimiento desde la base de la columna hasta el cuello.

Mantén la parte posterior del cuello estirada.

Empeine sobre el piso.

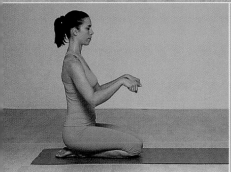

4 Mientras exhalas, siéntate sobre tus talones con los brazos al frente. Para relajar las muñecas después de haber sostenido tu peso, gíralas lentamente hacia ambos lados.

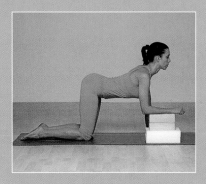

ALTERNATIVA

Si te duele una o ambas muñecas cuando estás apoyado sobre las manos, o si tienes muñecas débiles, descansa uno o los dos antebrazos en bloques.

gato
en equilibrio

Esta variación de "Gato" estira el cuerpo diagonalmente y fomenta el equilibrio y la concentración. Mantén la columna y la pelvis en posición neutral durante el ejercicio.

1 Ponte a gatas con las rodillas y los pies ligeramente separados, y aquéllas justo debajo de la cadera. Mira hacia el piso. Extiende los dedos y mantén el cuello alineado.

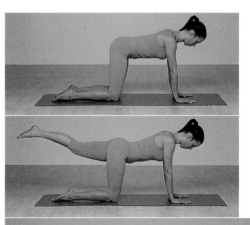

2 Mientras inhalas, levanta la pierna izquierda y estírala hacia atrás. No levantes la vista, pues eso provoca tensión en el cuello. Respira varias veces mientras te equilibras.

3 Al inhalar, levanta lentamente el brazo derecho hasta que quede paralelo al piso. Estira las extremidades levantadas. Respira uniformemente. Suelta, despacio la posición y repite estirando la pierna derecha y el brazo izquierdo.

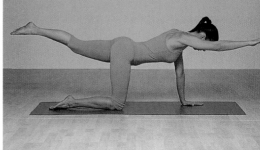

liebre

Estira la espalda, la cadera, las rodillas y los tobillos. Es una posición que desarrolla un profundo sentido de calma al dirigir la atención al interior. (Alternativas ver p. 83).

1 Arrodíllate y siéntate sobre tus talones mirando al frente. Levanta el esternón y relaja los hombros. Deja que los brazos cuelguen a los costados. Estira la columna. Inhala.

2 Exhala e inclínate hacia adelante a partir de la cadera estirando los brazos sobre el piso y bajando la frente entre los brazos. Permanece en esa posición varias respiraciones. Para salir, enpújate con las manos conforme las acercas al cuerpo y siéntate sobre tus talones.

Si sientes incomodidad en los tobillos, coloca debajo una tela doblada para apoyarlos.

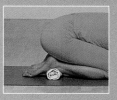

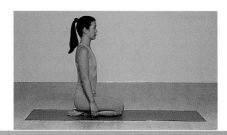

Manos y codos apoyados en el piso.

niño

Posición muy tranquilizadora que estira la columna y los músculos de la espalda al tiempo que dirige la atención hacia el interior. Buena para desarrollar la conciencia de la respiración.

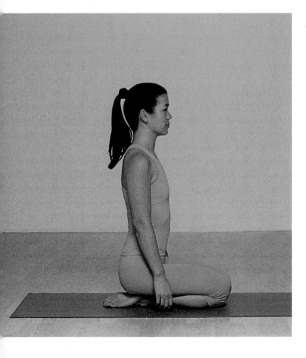

1 Arrodíllate y siéntate sobre tus talones. Mantén el esternón levantado y los hombros relajados. Deja que los brazos cuelguen a los costados. Estira la columna y mira hacia adelante. Inhala.

2 Exhala e inclínate hacia adelante metiendo la barbilla de manera que la cabeza se apoye en el suelo. Permite que el peso de los brazos jale los hombros ligeramente hacia el piso. Manténte en la posición durante varias respiraciones. Para salir, apoya las palmas de las manos en el piso y empújate lentamente.

Siente cómo se estira a lo ancho la parte alta de la espalda.

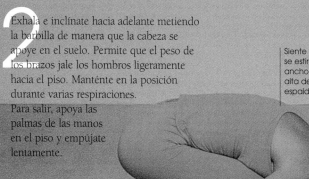

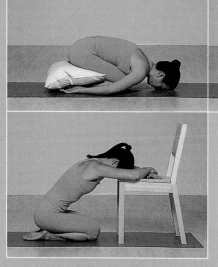

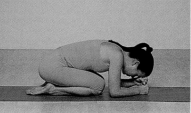

ALTERNATIVAS

Si sientes incomodidad en las rodillas, coloca una almohada pequeña entre la cadera y los talones. Si no puedes apoyar la cabeza en el piso, hazlo sobre tus dos puños colocados uno sobre el otro. Presión alta, glaucoma o problemas de espalda, descansa la cabeza en el asiento de una silla.

inclinación al frente en posición
sentada

Esta postura es tranquilizante y se utiliza en la terapia de yoga para reducir el estrés; fomenta la flexibilidad en la columna y los ligamentos, nos centra en la conciencia interior.

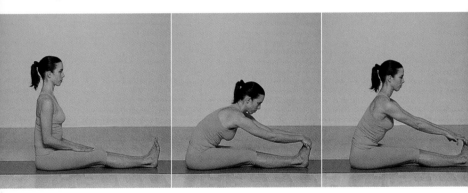

1 Siéntate con las piernas estiradas y los pies juntos. Apoya ligeramente las manos en los muslos. Mira hacia adelante y respira varias veces para centrarte.

2 Al exhalar, levanta el esternón y estira la columna. Relaja los hombros. Inclínate a partir de la cadera y sujeta los dedos de los pies, los tobillos o las espinillas, según tu grado de flexibilidad.

3 Mientras inhalas, eleva el esternón y estira la columna sin soltar los dedos de los pies. Mantén las piernas y los brazos estirados y la mirada al frente.

4 Exhala e inclínate hacia adelante flexionando los codos y relajando el cuello. Baja la cabeza hacia las rodillas arqueando la espalda. Mantén las piernas derechas. Repite los pasos 3 y 4 con cuatro o seis respiraciones.

Mantén el cuello relajado.

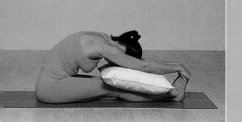

5 Coloca una almohada o una cobija doblada sobre tus piernas al nivel de las rodillas. Inclínate sobre el soporte y relájate durante cuatro o seis respiraciones. Toma conciencia de tu respiración natural.

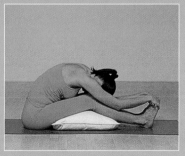

ALTERNATIVA
Problemas de espalda, hernias o ligamentos, coloca una almohada debajo de las rodillas.

zapatero

Esta posición abre la cadera y estira la columna hacia arriba. Si se practica al ritmo de la respiración, es de las más tranquilizantes del yoga, excelente para eliminar el estrés.

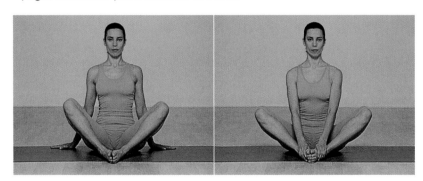

1 Siéntate con las piernas estiradas hacia adelante. Coloca las manos en el piso a ambos lados del cuerpo e inclínate ligeramente hacia atrás. Flexiona las rodillas y junta las plantas de los pies delante de ti.

2 Inclínate hacia adelante y sujeta los pies con las manos. Mientras inhalas, siéntate derecho levantando el esternón y estirando la columna hacia arriba. Mira hacia el frente.

PRECAUCIONES
- Si tu espalda se arquea, siéntate sobre hule espuma.
- Cadera rígida, coloca una almohada debajo de cada muslo.

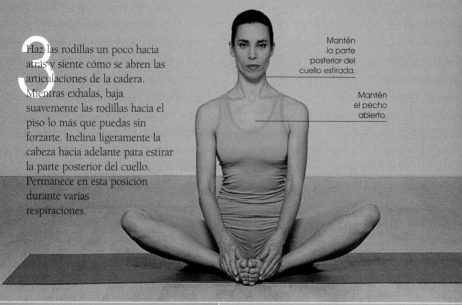

Haz las rodillas un poco hacia atrás y siente cómo se abren las articulaciones de la cadera. Mientras exhalas, baja suavemente las rodillas hacia el piso lo más que puedas sin forzarte. Inclina ligeramente la cabeza hacia adelante para estirar la parte posterior del cuello. Permanece en esta posición durante varias respiraciones.

Mantén la parte posterior del cuello estirada.

Mantén el pecho abierto.

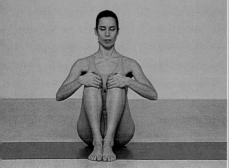

Para salir de la postura, suelta los pies y junta las rodillas. Pon las manos sobre las rodillas y balancea las piernas de un lado a otro varias veces para distender la cadera.

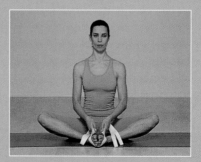

ALTERNATIVA

Utiliza un cinturón para sentarte derecho mientras tienes los pies entre las manos. Colócalo alrededor de los pies de manera que sientas que jalas ligeramente los hombros hacia abajo.

secuencia de
estiramiento en posición arrodillada

Esta secuencia nos ayuda a liberar y equilibrar la energía; es especialmente benéfica al final de una jornada estresante, pues nos permite disfrutar el resto del día.

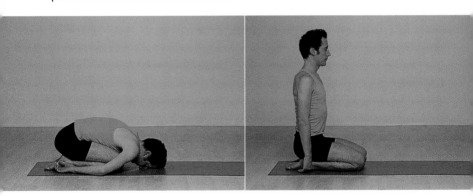

1 Arrodíllate y siéntate sobre tus talones con los brazos a los costados. Exhala e inclínate hacia adelante para tomar la posición "Niño" (ver p. 82), apoyando el torso sobre los muslos.

2 Al inhalar, enderézate hasta quedar sentado sobre los talones. Deja que los brazos cuelguen a tus costados. Mira al frente. Exhala.

PRECAUCIONES

• Tómate tu tiempo para aprender la secuencia y coordinarla con la respiración.
• Practica de acuerdo con la capacidad natural de tu respiración; desarrolla gradualmente una respiración pausada y rítmica.

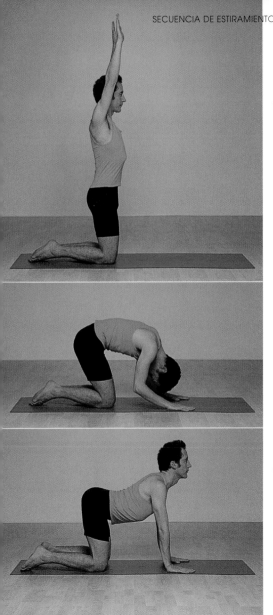

3 Mientras inhalas, levántate para quedar de rodillas. Al mismo tiempo, alza los brazos por encima de la cabeza manteniendo los codos relajados. Dirige las palmas de las manos hacia adelante y relaja los hombros. Mira hacia el frente.

4 Al exhalar, dirige el cóccix hacia abajo del cuerpo, baja la cadera hacia los talones y detente antes de que los toque. Deja que las manos se apoyen ligeramente en el piso frente a ti y que la cabeza cuelgue en una "Inclinación al frente" de rodillas.

5 Mientras inhalas, alza la cabeza y el pecho de manera que quedes a gatas. Estira el esternón hacia adelante y levanta el cóccix, dejando que la espalda se hunda y adoptes la primera parte de la posición "Gato" (ver p. 78). ▶

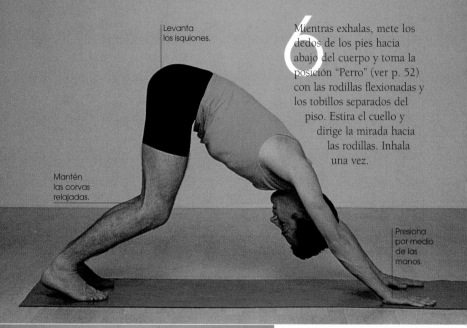

Levanta
los isquiones.

Mantén
las corvas
relajadas.

Presiona
por medio
de las
manos.

6 Mientras exhalas, mete los
dedos de los pies hacia
abajo del cuerpo y toma la
posición "Perro" (ver p. 52)
con las rodillas flexionadas y
los tobillos separados del
piso. Estira el cuello y
dirige la mirada hacia
las rodillas. Inhala
una vez.

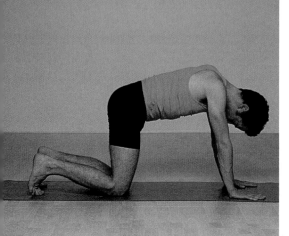

7 Mientras exhalas, ponte a
gatas con las rodillas
directamente debajo de la
cadera. Mira hacia el piso.
Inhala.

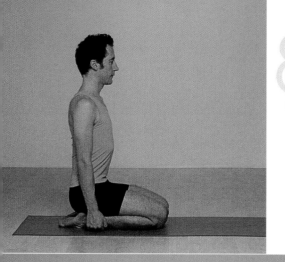

8 Mientras exhalas, siéntate de nuevo sobre los talones. Deja que los brazos cuelguen a los costados. Mira hacia adelante e inhala una vez.

9 Exhala e inclínate al frente a partir de la cadera hasta que la cabeza llegue al piso. Desliza las manos hacia adelante más allá de la cabeza para adoptar la posición "Liebre" (ver p. 81). Descansa en esta postura durante varias respiraciones, y luego empújate lentamente hacia arriba con las manos. Repite toda la secuencia dos veces más.

Siente cómo se estira la espalda.

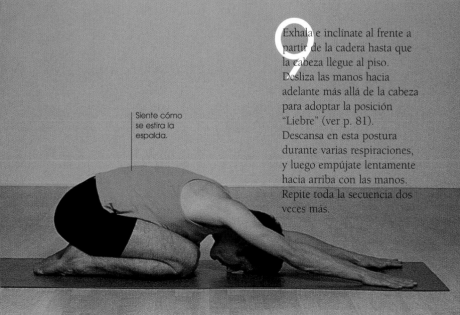

giro en posición
sentada

Esta posición ayuda a conservar la flexibilidad de la espalda y aliviar la tensión en los músculos; es excelente para eliminar el estrés, pues nos conecta profundamente con la respiración.

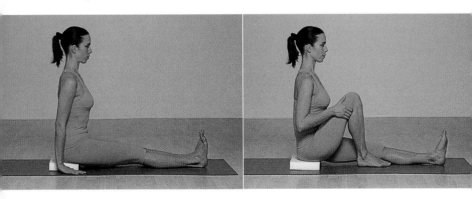

1 Siéntate en un bloque de hule espuma o en una almohada pequeña, con las piernas estiradas y los pies juntos. Alza el esternón y estira la columna. Relaja los hombros y mira hacia el frente.

2 Coloca debajo de la rodilla derecha ambas manos y levántala. Flexiona el pie izquierdo y estira hacia adelante el talón de la pierna izquierda. Conserva la vista al frente.

PRECAUCIONES
Gira dentro de límites cómodos. Es importante girar el cuello hasta el último y evitar cualquier tensión en esta área.

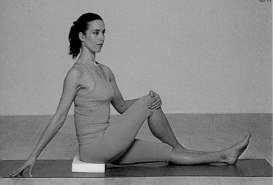

3 Cruza el pie derecho sobre la pierna izquierda y colócalo junto a la rodilla izquierda. Pon ambas manos sobre la rodilla flexionada y estira la columna. Lleva los dedos de la mano derecha al piso detrás de ti. Mientras inhalas, estira completamente el torso.

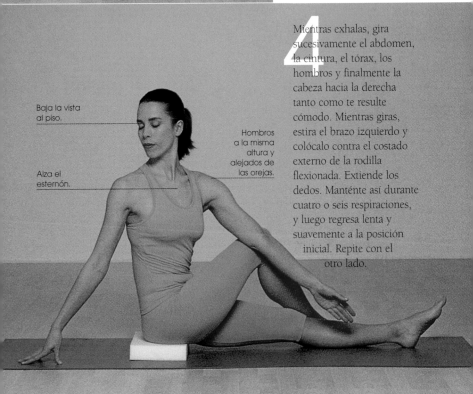

Baja la vista al piso.

Alza el esternón.

Hombros a la misma altura y alejados de las orejas.

4 Mientras exhalas, gira sucesivamente el abdomen, la cintura, el tórax, los hombros y finalmente la cabeza hacia la derecha tanto como te resulte cómodo. Mientras giras, estira el brazo izquierdo y colócalo contra el costado externo de la rodilla flexionada. Extiende los dedos. Mantente así durante cuatro o seis respiraciones, y luego regresa lenta y suavemente a la posición inicial. Repite con el otro lado.

giro en
silla

Al final del día, y después de horas frente al escritorio, podemos sentir tensión en el cuello, los hombros y la parte baja de la espalda. Libérate de la tensión al practicar este giro en tu oficina.

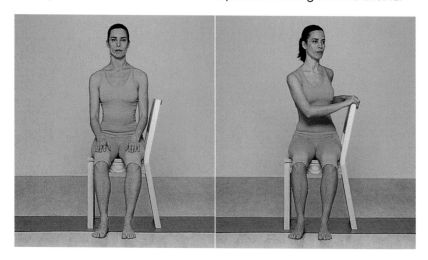

1 Siéntate de lado en la silla con los pies apoyados en el piso. Si la silla es demasiado alta, coloca un directorio telefónico o algún libro similar debajo de tus pies. Apoya las manos sobre los muslos y mira al frente.

2 Levanta el esternón y sujeta el respaldo de la silla con ambas manos. Relaja los hombros. Mira ligeramente hacia abajo. Mientras exhalas, empieza a girar el torso hacia el respaldo de la silla empezando por el estómago.

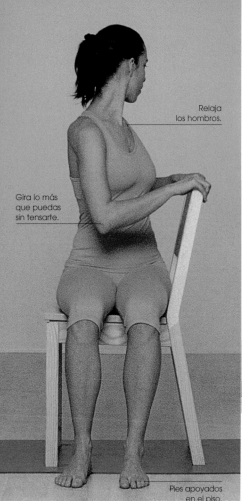

Relaja
los hombros.

Gira lo más
que puedas
sin tensarte.

Pies apoyados
en el piso.

Mientras sigues exhalando, gira la cadera, la caja torácica y los hombros, y mantén el esternón elevado y los hombros relajados. Finalmente, gira la cabeza tanto como te sea cómodo. Relaja la cara y conéctate con tu respiración durante unos momentos.

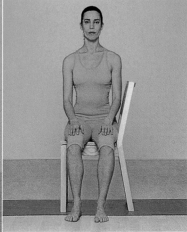

Mientras exhalas, regresa lentamente a la posición inicial. Gira hacia el otro costado de la silla y practica la posición con el otro lado.

PRECAUCIONES

Gira cada parte del tronco sólo hasta donde te resulte cómodo; no debe haber tensión en ningún momento.

respiración:
ejercicios y mudras

Los ejercicios de respiración incrementan la conciencia de la
respiración y son útiles para tranquilizar la mente antes de
la meditación. Los mudras nos ayudan a centrarnos.

Los ejercicios de respiración que se
describen a continuación ayudan
a desarrollar la conciencia de la
respiración y fomentan la tranquilidad
y la claridad mental. Normalmente se
practican después de algunas
posiciones de yoga o de calentar. El
movimiento físico ayuda a aflojar
el cuerpo, lo que facilita que
permanezcamos relajados durante los
ejercicios de respiración. También
puedes utilizar un mudra en
conjunción con los ejercicios de
respiración para incrementar su
efectividad.

Respiración audible
Un buen ejercicio de respiración para
comenzar, sencillo pero eficaz, es el de
la respiración audible. Esta práctica

ayuda a que la respiración sea fluida y
regular, tranquiliza y centra la mente,
y es magnífico para eliminar el estrés.
También podemos usarla durante la
práctica de las posturas para
mantenernos centrados.

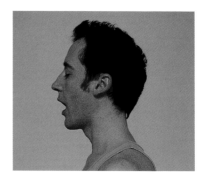

Respira por la boca. Cierra ligeramente la
garganta y mientras inhalas emite un
"Ahhhh" parecido al sonido de un suspiro,
y mientras exhalas un sonido "Haaaa".

Cuando te hayas familiarizado con el ejercicio preliminar, trata de producir el mismo sonido en la garganta respirando con la boca cerrada. Respira suave y regularmente, y mantente concentrado en la respiración.

Mudras

Existen muchos mudras, o posturas de la mano, utilizados en el yoga. El mudra para centrarse que se muestra a continuación nos ayuda a tranquilizarnos rápidamente al sentir estrés. La práctica de este mudra también nos recuerda el vínculo que existe entre la conciencia individual y la universal, que todos estamos interconectados y que todos contamos con ese apoyo.

El mudra para centrarse puede ser muy útil en cualquier momento del día y en cualquier situación. Puede practicarse de manera discreta en el trabajo, cuando estemos rodeados de personas o en momentos de estrés, colocando las manos en cualquier posición cómoda. No forzosamente tienen que estar apoyadas.

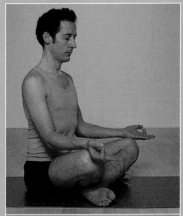

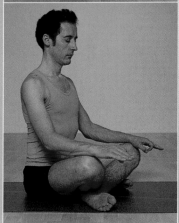

MUDRA PARA CENTRARSE

Junta ligeramente las puntas del índice y del pulgar de cada mano. Apoya las manos sobre los muslos o sobre las rodillas. Durante el día dirige las palmas de las manos hacia arriba, y después de que oscurezca, hacia abajo.

respiración por fosas alternas

La respiración por fosas alternas produce una sensación de equilibrio en la mente, el cuerpo y las emociones. Conforme la practicas, libera toda la tensión de tu cuerpo. Si eres zurdo, adapta las instrucciones que se dan abajo. Cuando te sientas cómodo con el ejercicio, empieza a prolongar la exhalación hasta que dure el doble de la inhalación.

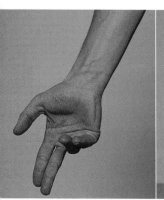

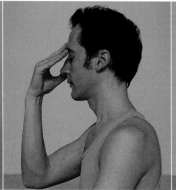

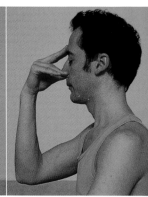

1 Siéntate en el piso con las piernas cruzadas. Levanta el esternón y relaja los hombros. En tu mano derecha, separa los dedos índice y medio del pulgar y del anular y el meñique. Coloca los dedos índice y medio en el centro de la frente.

2 Conéctate con tu respiración natural. Cierra la fosa derecha con el pulgar e inhala por la izquierda.

3 Cierra la fosa izquierda con los dedos anular y meñique; abre la derecha, exhala e inhala. Cierra la fosa derecha, abre la izquierda y exhala. Esto completa un ciclo.

respiración con sonidos

Este ejercicio utiliza el poder de las vibraciones del sonido para relajar el cuerpo y la mente, y ayuda a que la respiración sea fluida y regular. Una vez que te familiarices con él, puedes practicarlo sin emitir los sonidos. Inhala, y mientras exhalas simplemente visualiza los sonidos "ahhhh", "ohhhh" y "mmmm" sin hacer ruido.

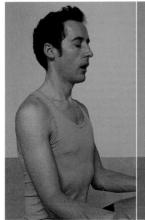 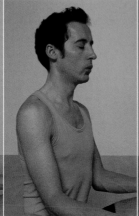 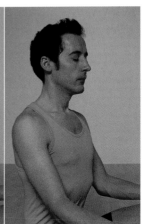

1 Siéntate con las piernas cruzadas y cierra los ojos. Alza el esternón y relaja los hombros. Inhala, y mientras exhalas emite el sonido "ahhhh". Siente las vibraciones en el abdomen. Repite dos veces más.

2 Inhala, y emite el sonido "ohhhh" durante toda la exhalación. Esta vez siente las vibraciones en el pecho. Repite este sonido dos veces más.

3 Emite el sonido "mmmm" durante toda la siguiente exhalación; siente las vibraciones en la garganta y la cabeza. Repite este sonido dos veces más. Toma conciencia de tu tranquilidad interior, y abre los ojos.

meditación

Práctica que permite a la mente tranquilizarse y proporciona una sensación duradera de paz y armonía; ayuda a mantener la mente despejada y puede facilitar el sueño por las noches.

Siéntate cómodamente pero en actitud alerta, ya sea en el piso (si quieres sobre un bloque, una almohada o una cobija) con las piernas cruzadas, o derecho en una silla. Junta los dedos índice y pulgar en cada mano y apoya éstas sobre las rodillas o los muslos. Éste es el mudra que te permite centrarte más eficazmente y que te conecta con la conciencia universal (ver p. 97). Revisa tu cuerpo y libéralo de toda tensión (cara, cuello, hombros, tórax, cadera, piernas y pies). Cierra los ojos y deja que tu respiración se asiente en un ritmo fluido y regular. No intentes cerrarte activamente a los ruidos ni a ninguna otra sensación. Déjalas que existan y retira de ellas tus sentidos al tiempo que te concentras en tu respiración. Toma conciencia de la frescura del aire en la entrada de las fosas nasales cuando inhalas y de su tibieza cuando exhalas.

Al principio los pensamientos surgirán inevitablemente y las sensaciones te distraerán. Es imposible forzar a la mente a que permanezca vacía, pero no te permitas reaccionar a estas

CONSEJOS PRÁCTICOS

• Elige una postura que puedas mantener con facilidad durante varios minutos, por ejemplo, sentado con las piernas cruzadas, arrodillado o sentado derecho en una silla.

• Asegúrate de que la temperatura de la habitación sea agradable. Tal vez necesites ponerte ropa más caliente si has estado practicando las posiciones.

distracciones. Obsérvalas objetivamente cuando entran a tu mente y déjalas ir cuando vuelvas a concentrarte en tu respiración. No te dejes llevar por un hilo de ideas.

Visualizaciones

Concéntrate en tu respiración natural. Cuando inhales, visualiza el aire al entrar en tu cuerpo por la base de la columna y al subir hasta llenar tus pulmones. Cuando exhales, visualiza el aire fluyendo de regreso a la base de la columna y saliendo del cuerpo.

Visualiza el aire como una tenue neblina o una suave luz blanca. Si se te dificulta visualizar, puedes simplemente concentrarte en la sensación ascendente y descendente que provoca el movimiento del aire. Puedes decir en voz baja "arriba" cuando inhalas, y "abajo" cuando exhalas.

El ejercicio debe ser natural, sin ningún tipo de tensión. Si te distraes, delicadamente haz que tu mente vuelva a "ver" el flujo de la respiración a lo largo de la columna. Después de dos o tres minutos te sentirás vigorizado y más calmado que antes.

Practica esta meditación con visualización durante unos 10 minutos, y abre los ojos. Una vez que te hayas acostumbrado al ejercicio podrás practicarlo en cualquier situación y postura: sentado o de pie, con los ojos abiertos o cerrados, y con las manos relajadas en cualquier posición cómoda.

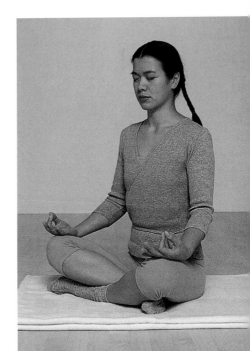

relajación

El estrés afecta mente y cuerpo por igual. A una mente atareada puede resultarle difícil relajarse inmediatamente, pero cuando relajamos el cuerpo, la mente se asienta y tranquiliza pronto.

La relajación es una habilidad que mejora con la práctica, conforme el cuerpo y la mente se acostumbran a liberar la tensión.

A continuación se describen cuatro ejercicios de relajación. La "Relajación instantánea" puede practicarse a cualquier hora, en cualquier lugar, sentado o de pie. Para la "Relajación de 10 minutos" necesitarás acostarte donde tengas privacía y tranquilidad garantizadas al menos durante 10 minutos.

Los beneficios de la relajación

Utiliza la técnica de relajación instantánea (ver p. 103) en cualquier momento del día en que sientas que el estrés está aumentando. Una vez que hayas aprendido este sencillo ejercicio descubrirás que es muy útil para aplicarlo en situaciones específicas, por ejemplo, justo antes de una reunión, entrevista o presentación que provoquen mucho estrés.

Diez minutos acostados en relajación profunda nos permiten recargar baterías y deshacernos de cualquier sentimiento de estar bajo presión. A muchas personas les resulta especialmente beneficioso practicar la relajación profunda al terminar su sesión de yoga, para reforzar los efectos reconstituyentes y revitalizantes de ésta. Procura asegurarte de no ser molestado. Afloja la ropa apretada y ponte un suéter o cúbrete con una cobija; el cuerpo pierde calor cuando los vasos sanguíneos de la piel se relajan.

relajación instantánea

Con esta sencilla técnica, pronto
aprenderás a permanecer sereno y
libre de estrés sin importar lo que
esté ocurriendo a tu alrededor. Repite
este ejercicio de relajación instantánea
tan pronto como empieces a sentir
que el estrés aumenta de nuevo.

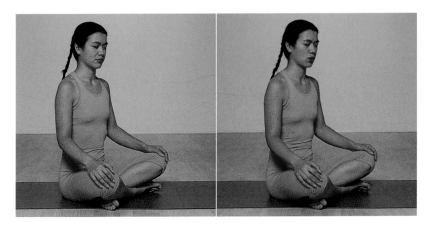

1 Siéntate en el piso con las piernas
cruzadas y las manos apoyadas en las
rodillas. Cierra los ojos. Dirige tu
atención hacia tu interior y toma
conciencia del flujo de la respiración
natural. Inhala por la nariz y
concéntrate en tu mandíbula.

2 Exhala a través de los labios una
corriente uniforme de aire. Relaja la
mandíbula. En la siguiente inhalación
toma conciencia de los hombros y
sopla la tensión al exhalar. Inhala,
concéntrate en las manos; exhala y
deja que queden inertes. Desplaza tu
atención en estas áreas relajadas
durante varias respiraciones.

relajación de 10 minutos

Trata de grabar esta relajación guiada o pide a un amigo que te la lea lentamente; te permitirá relajarte al nivel más profundo. Acuéstate de espaldas con las piernas estiradas y los pies separados a una distancia mayor del ancho de la cadera. Deja que los pies caigan hacia los lados. (Si tienes problemas de espalda, mantén las rodillas flexionadas.) Afloja los hombros y deja que caigan hacia el piso. Separa los brazos del cuerpo y dirige la parte interna de los codos y las palmas de las manos hacia el techo. Estira la parte posterior del cuello acercando la barbilla al pecho. Cierra los ojos. Relájate.

Reconocimiento del cuerpo

Concéntrate en el lado derecho del cuerpo: pulgar, dedos, palma y dorso de la mano; muñeca, antebrazo, codo, brazo, hombro, axila, lado derecho de pecho y cadera, muslo derecho, rótula, corva, pantorrilla, tobillo, talón, planta y parte superior del pie, dedos.

Ahora con el lado izquierdo: pulgar, dedos, palma y dorso de la mano, muñeca, antebrazo, codo, brazo, hombro, axila, lado izquierdo de pecho y cadera, muslo izquierdo, rótula, corva, pantorrilla, tobillo, talón, planta y parte superior del pie, dedos.

Concéntrate en la parte posterior del cuerpo: parte trasera de la cabeza, parte posterior del cuello, parte trasera de los hombros, omóplato izquierdo y derecho, parte media y baja de la espalda, nalga izquierda y derecha, parte posterior del muslo izquierdo y del derecho, corva izquierda y derecha, pantorrilla izquierda y derecha, talón izquierdo y derecho, planta del pie izquierdo y derecho.

Lleva tu atención a la parte superior de tu cabeza. Ahora, a la parte frontal del cuerpo: frente, ceja izquierda y derecha, entrecejo, párpado izquierdo y derecho, ojo izquierdo y derecho. Toma conciencia del puente de la nariz, fosa izquierda y derecha, pómulo izquierdo y derecho, labio superior, interior de la boca, labio inferior, barbilla, papada, parte frontal de la garganta, lado izquierdo y derecho del cuello, clavícula izquierda y derecha, lado izquierdo y derecho del pecho, parte frontal del pecho, abdomen. Ahora toma conciencia de todo el cuerpo.

Conciencia interior

Dirige la atención hacia tu interior y siente la tranquilidad de tu cuerpo. Toma conciencia de la serenidad de tu respiración. Concéntrate en ella unos momentos, y percibe la sensación de quietud y paz interior. Siéntete conectado con tu yo interior en el nivel más profundo. Permanece en esta relajante posición entre dos y diez minutos.

Conclusión

Cuando te sientas listo, dirige tu atención hacia afuera otra vez. Toma conciencia del piso, la habitación, los sonidos. Respira profundamente; luego, empieza poco a poco a mover los dedos de manos y pies, los tobillos, los brazos y las piernas. Encoge los hombros, mueve el cuello, la cara, la frente. Lleva los brazos hacia atrás por arriba de la cabeza y estira todo cuerpo. Sube las rodillas hacia el pecho, rodéalas con los brazos, relaja los hombros y mécete lentamente de un lado a otro y siente cómo se mueve tu espalda contra el piso. Gira hacia la derecha y siéntate lentamente.

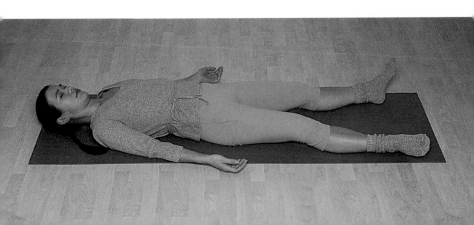

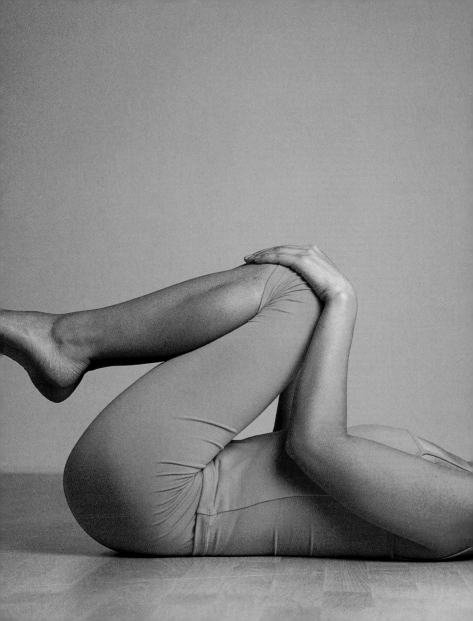

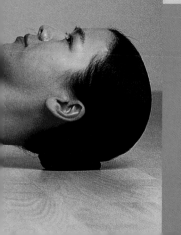

| parte **3**

rutinas

Ocho programas diseñados para momentos del día en que necesitas liberarte del estrés. No olvides tomarte un tiempo para centrarte antes de realizarlos y luego para asimilar sus efectos. Sus beneficios serán mayores si recuerdas que el yoga es también un estilo de vida y una actitud.

① empezar
el día

Tradicionalmente el yoga se practica por la mañana. Tómate unos momentos para centrarte; esto te permitirá desarrollar una sensación de calma para enfrentar cualquier situación estresante. Tal vez te sientas rígido después de dormir; ejercítate suavemente para distenderte y dejar que la energía fluya libremente por el cuerpo.

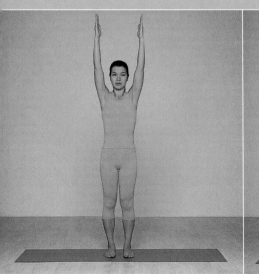

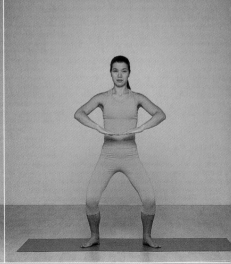

① Estiramiento. Posición de pie.

② Estiramiento de cafetera.

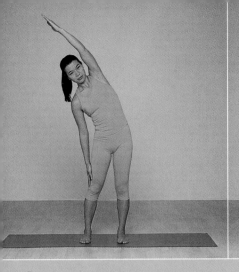

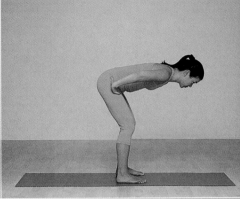

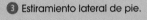
3 Estiramiento lateral de pie.

4 Media inclinación al frente.

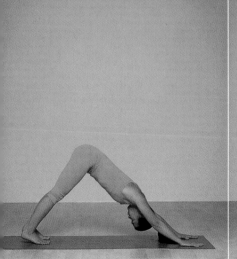

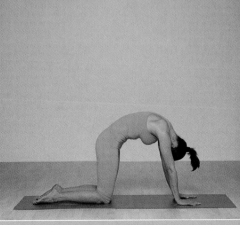

5 Perro.

6 Gato.

2 estiramiento en el
trabajo

Si trabajas en un lugar cerrado y en un ambiente de oficina, es probable que necesites un buen estiramiento; para practicarlo, puedes permanecer de pie o sentado en una silla. Las posturas pueden practicarse una tras otra, aunque son igualmente efectivas si las practicas por separado a intervalos durante tu horario laboral.

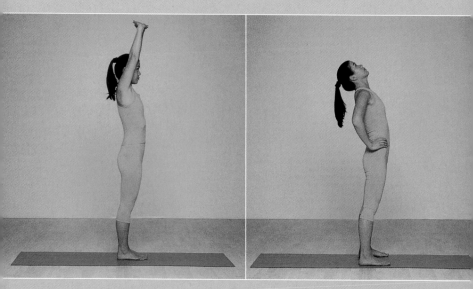

1 Estiramientos de brazo.

2 Arqueo de espalda de pie.

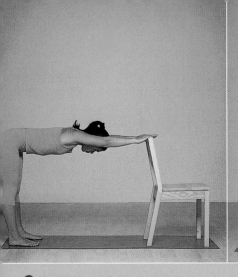

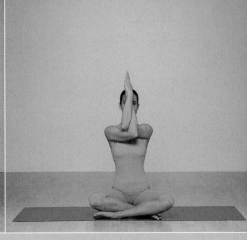

3 Inclinación al frente con silla.

4 Águila.

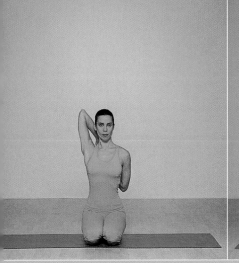

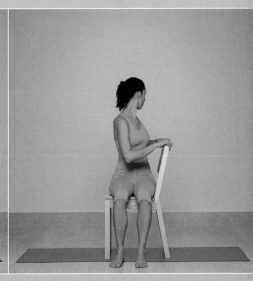

5 Vaca.

6 Giro en silla.

3

seguridad

Algunas situaciones laborales disparan los niveles de estrés. Una entrevista importante o una presentación pueden dejarnos exhaustos. Este programa estimulará tu energía y confianza; te ayudará a tener una actitud serena y a desempeñarte adecuadamente. Procura encontrar un lugar tranquilo para practicarlo.

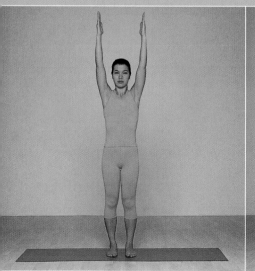

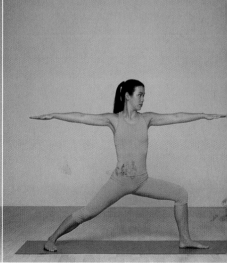

1 Estiramiento. Posición de pie.

2 Guerrero lateral.

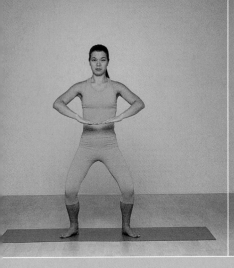

3 Estiramiento de cafetera.

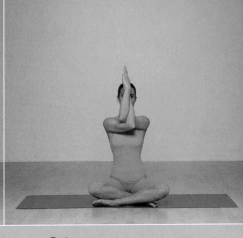

4 Águila.

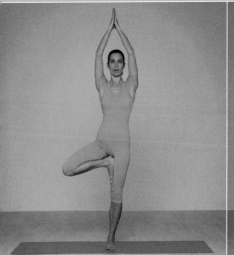

5 Árbol.

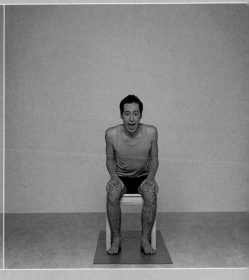

6 León rugiente.

4
supervivencia

En ocasiones algo desencadena un súbito incremento en los niveles de estrés y llegamos a nuestro límite. Este programa está diseñado para tales emergencias. Mediante la respiración, estos ejercicios te permitirán centrarte y concentrarte para que te relajes. Memoriza la secuencia para que puedas utilizarla cuando surja la necesidad.

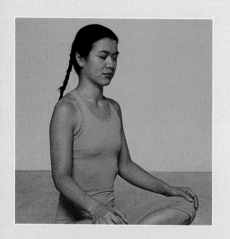

1 Relajación instantánea.

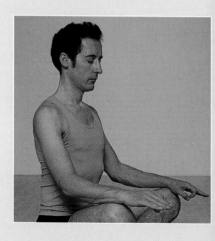

2 Mudra para centrarse.

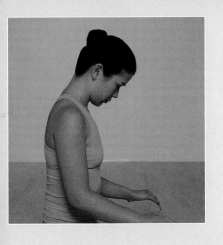

3 Estiramientos de cuello.

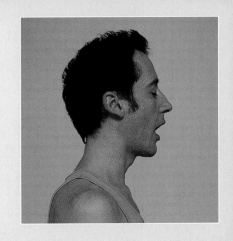

4 Respiración audible.

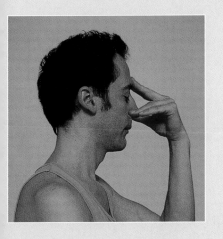

5 Respiración por fosas alternas.

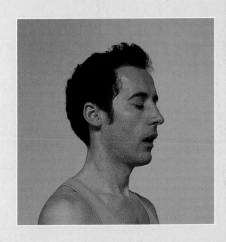

6 Respiración con sonidos.

5 después
del trabajo

Tal vez el único momento en que podemos socializar es después del trabajo; sin embargo, puede ser difícil encontrar la energía. Este programa está diseñado para ayudarte a olvidar los problemas y generar vitalidad.

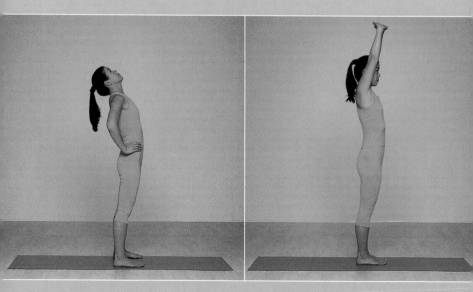

① Arqueo. Posición de pie.　② Estirar brazos. Posición de pie.

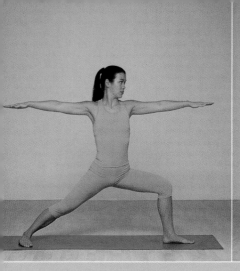

3 Guerrero lateral.

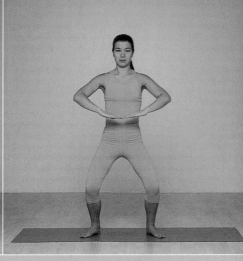

4 Estiramiento de cafetera.

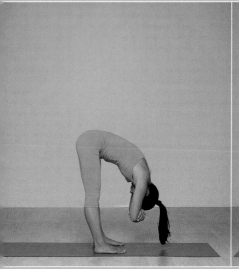

5 Inclinación al frente.

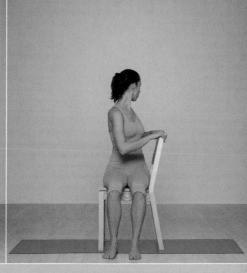

6 Giro en silla.

6 estimulante
vespertino

Este programa sirve para prepararte para el resto de la tarde. Las posturas que arquean la espalda nos liberan del estrés y elevan los niveles de energía, lo que nos permite desligarnos del día de trabajo. El ejercicio en posición invertida restablece la paz interior y sirve para descansar las piernas.

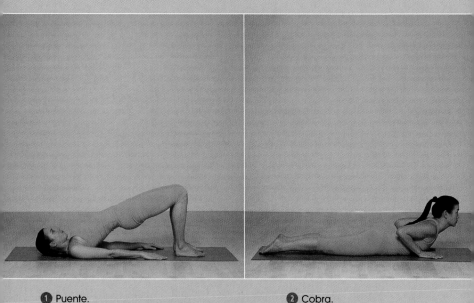

1 Puente.

2 Cobra.

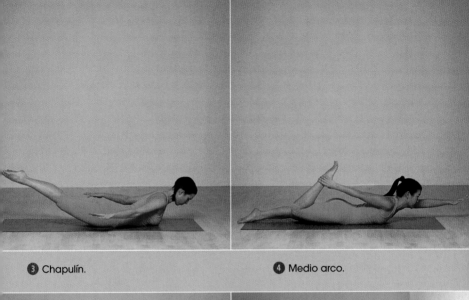

3 Chapulín.

4 Medio arco.

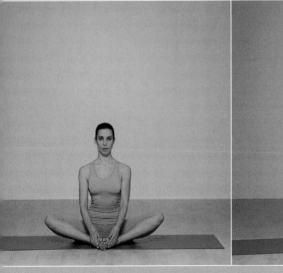

5 Zapatero.

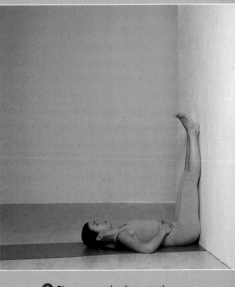

6 Piernas contra la pared.

7 relajante
vespertino

Practica en casa este programa de yoga para desechar el estrés acumulado a lo largo del día. Las posturas, que se practican en acoplamiento con la respiración, han sido consagradas por la tradición por su capacidad para aliviar la rigidez física y liberarnos de la presión.

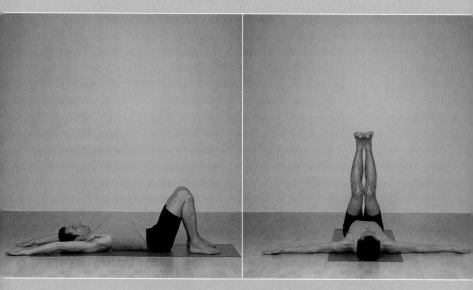

1 Levantar brazos. Posición supina.

2 Elevar piernas. Extender brazos.

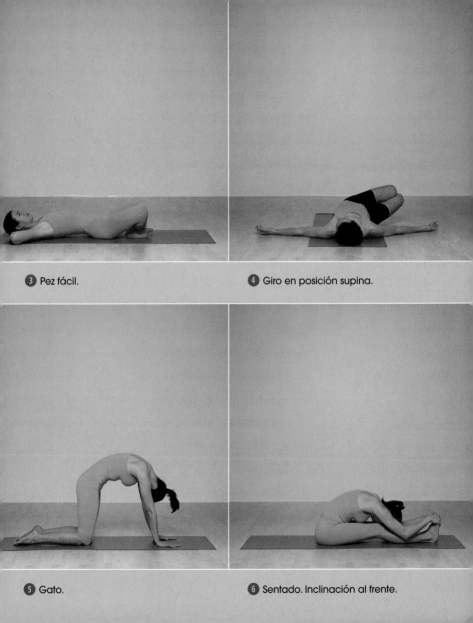

3 Pez fácil.

4 Giro en posición supina.

5 Gato.

6 Sentado. Inclinación al frente.

8 para el fin de
semana

Procura siempre practicar yoga el fin de semana. Este programa incorpora una serie de posiciones que abren y estiran cada parte del cuerpo. Sentirás que tu energía fluye más libremente, tu sensación general de bienestar aumenta y tu mente se tranquiliza.

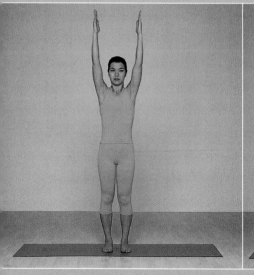

1 Estiramiento. Posición de pie.

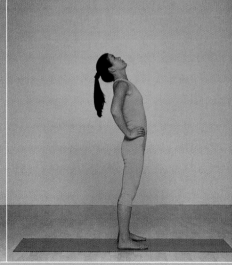

2 Arqueo. Posición de pie.

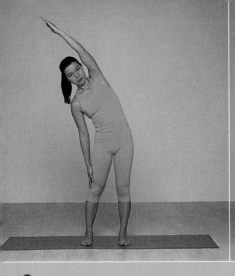

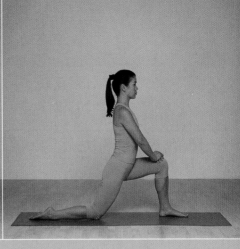

3 Estiramiento lateral de pie.

4 Embestida del guerrero.

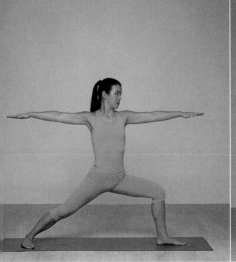

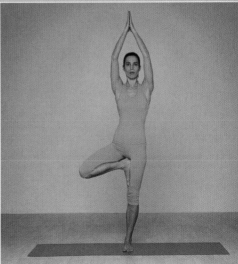

5 Guerrero lateral.

6 Árbol. ▶

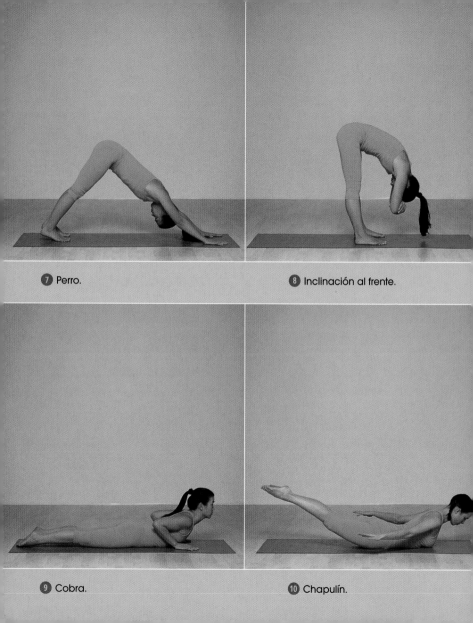

7 Perro.

8 Inclinación al frente.

9 Cobra.

10 Chapulín.

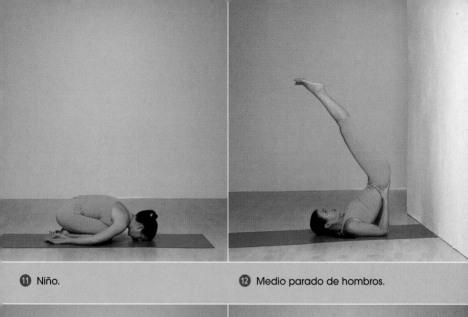

11 Niño.

12 Medio parado de hombros.

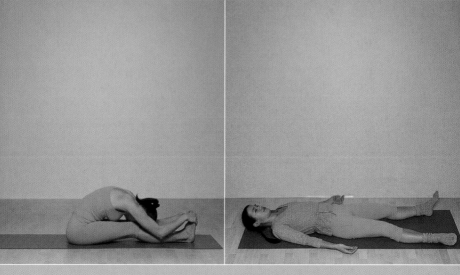

13 Sentado. Estiramiento.

14 Relajación de diez minutos.

Índice

Organizaciones

VALUENET CONSULTORES ASOCIADOS
François Valuet Dayrat
Mariano Escobedo 543, Desp. 303
Col. Rincon del Bosque, Polanco
Tel: (52 55) 55 45 24 41
E-mail: fvaluet@valuenet.com.mx

INSTITUTO MEXICANO DE YOGA, A. C.
Moliere 62-2 Col. Polanco
Tel: (52 55) 52 82 29 98
www.yoga.com.mx

**DIPLOMADO PARA FORMAR
INSTRUCTORES DE KUNDALINI YOGA**
Universidad de Guadalajara
Nebulosa 2802, Jardines del Bosque
Guadalajara, Jal.
Tel: (33)31232444
E-mail: diyoga@avantel.com

www.yogasite.com
www.yogafinder.com

Agradecimientos

AGRADECIMIENTOS DEL AUTOR
Gracias al Dr. Robin Monto por haberme
invitado a escribir este libro; a Peter Falloon-
Goodhew por coordinar el proyecto; a mi
familia por su paciencia; y a todos los que
me han enseñado el camino del yoga.

AGRADECIMIENTOS DEL EDITOR
Gracias a Catherine MacKenzie por su
colaboración en el diseño; a Helen Ridge,
Jane Simmonds y Angela Wilkes por su
apoyo en el trabajo de edición; a Dorothy
Frame por elaborar el índice; a Katy Wall
por el diseño de la sobrecubierta; y a Anna
Bedewell por la búsqueda de ilustraciones
adicionales.

Modelos: Lee Hamblin, Jane Kemlo,
Jade Littler
Asistente del fotógrafo: Nick Rayment
Peinados y maquillaje: Hitoko Honbu
(representado por Hers)
Estudio: Air Studios Ltd

Alfombras para yoga: Hugger Mugger
Yoga Products, 12 Roseneath Place,
Edinburgh EH9 1JB. **Tel:** 44 (0) 131 221 9977;
fax: 44 (0) 131 2291 9112;
internet: www.yoga.co.uk;
e-mail: info @huggermugger.co.uk
*Estas alfombras pueden obtenerse en
Estados Unidos:* Hugger Mugger Products,
3937 SO 500 W, Salt Lake City, Utah 84123.
Tel: 800 473 4888; **fax:** 801 268 2629;
internet: www.huggermugger.com
Accesorios de yoga: Yoga Matters, 42 Priory
Road, London N8 7EX. **Tel:** 44 (0) 20 8348
1203; **internet:** www.yogamatters.co.uk;
e-mail: enquiries@yogamatters.co.uk

CRÉDITOS DE LAS ILUSTRACIONES
8: Getty Images/Ian McKinnell;
12: Getty Images /Gary Buss;
16: Getty Images/Anthony Marsland
Todas las demás imágenes © Dorling
Kindersley. **internet:** www.dkimages.com